冷え｜疲れ｜風邪｜便秘
ダイエット｜美肌｜デトックス

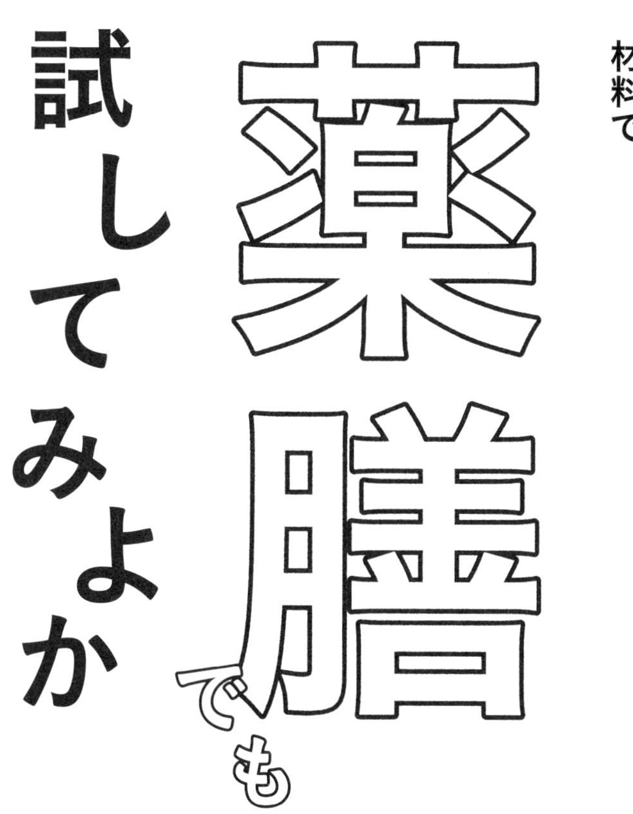

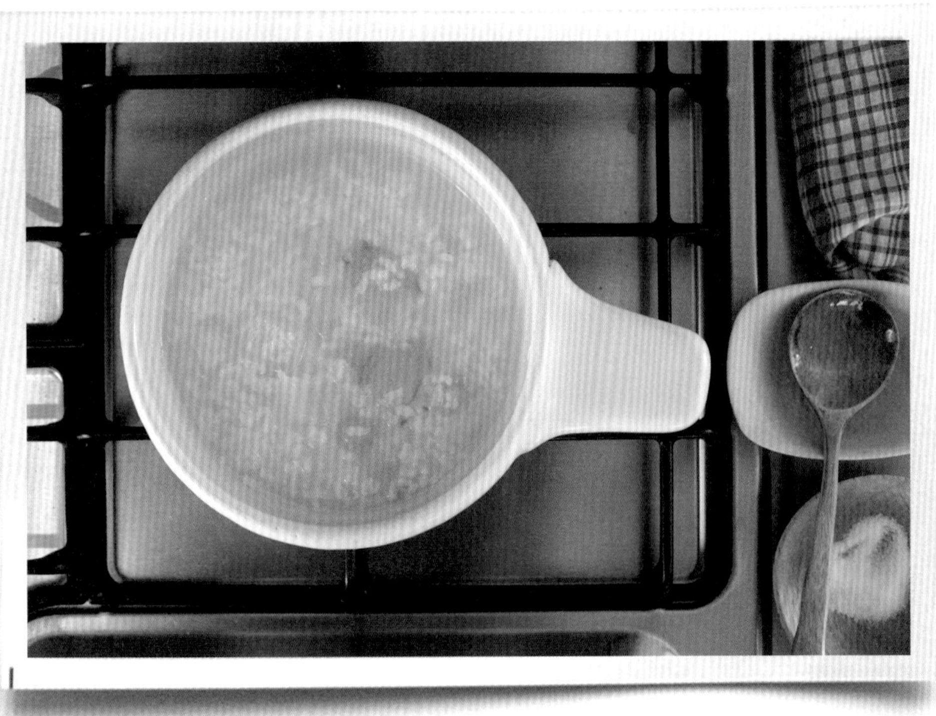

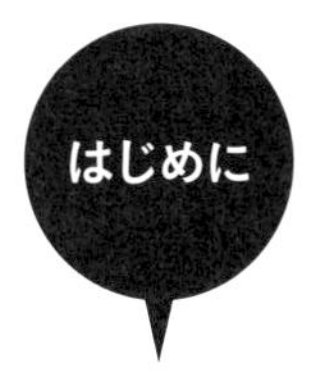


**「年のせい？　最近なんか調子出ないなぁ」**

**「朝起きても、疲れが取れないんだよね」**

**「風邪ひきそう……。でも仕事休めないし」**

**「また便秘。大人ニキビできちゃった（涙）」**

**「できることなら、体の内側から若く、きれいになりたい！」**

仕事に、家事に、子育てに。忙しい女性たちの多くは、きっと何かしら思い当たる節があるはず。では、そんな「プチ不調」を感じたとき、どうするのがいちばんよいのでしょう？　答えは「毎日のごはん」にあります。

この本のレシピは、いわゆる「薬膳」の考え方をベースにしていますが、むずかしい生薬や手に入りにくい材料は、いっさいナシ！　スーパーにある身近な素材でも、きちんと体に効くパワーを持ち、組み合わせしだいで、その効果は倍増するのです。わかりやすく症状別になっていますが「あ、これ食べたい」「なんか体によさそう」と思ったメニューを選ぶだけでも、もちろんＯＫ。「薬膳でも試してみよか」くらいの軽い気持ちで始められます。「カンタンでおいしい」に、とことんこだわって、薬膳といえども毎日でも食べたい、繰り返し作りたくなるレシピを選りすぐりました。

自分の体の変化やプチ不調を感じたり、漠然と体にいいものを食べたいなと思ったら、薬膳の始めどきです。日々がんばっている心と体をいたわり、自分の体を変えられるのは、ほかでもないあなた自身。

この本がきっかけになり、一人でも多くの女性の不調が改善され、元気に過ごせることを願って。

# 薬膳の「いたわりごはん」が、体を変えるワケ

この本のレシピは薬膳の考え方をもとに、不調を改善するための食材と調理法をかけ合わせた「いたわりごはん」。
では、なぜ薬膳が不調に効くのか、そもそものお話とキーワードをカンタンに説明します。

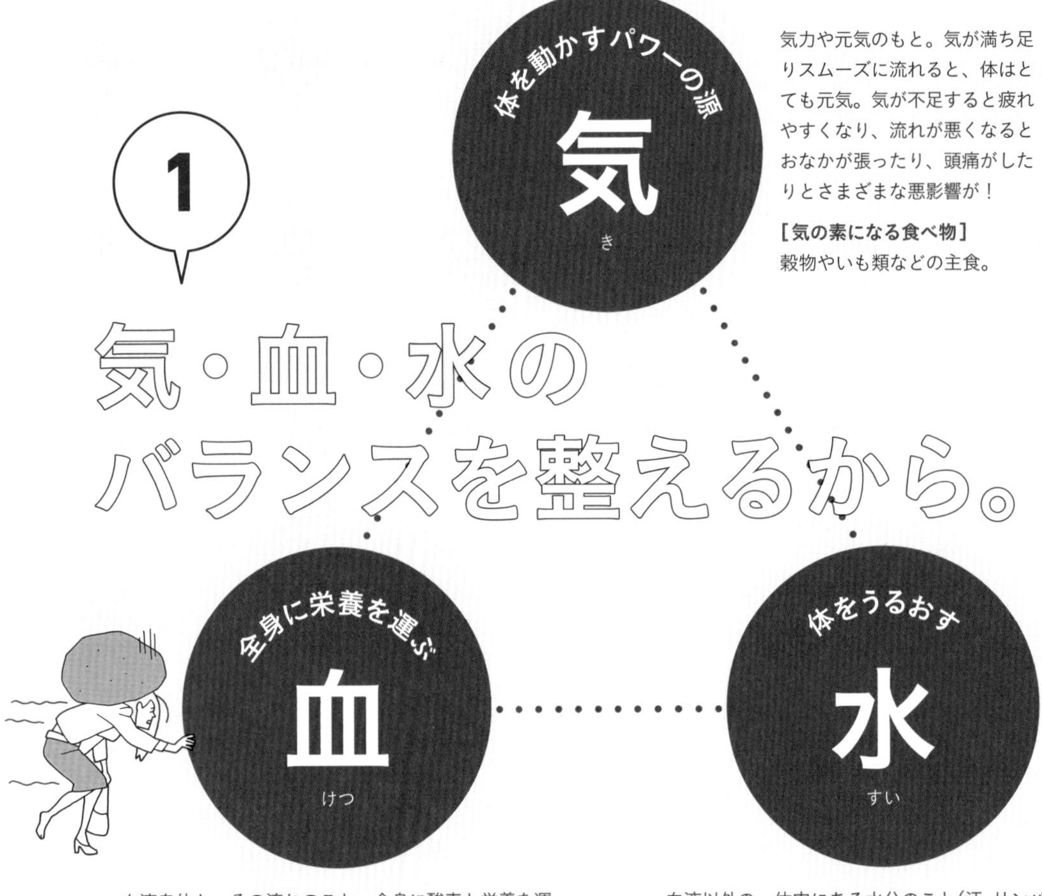


気力や元気のもと。気が満ち足りスムーズに流れると、体はとても元気。気が不足すると疲れやすくなり、流れが悪くなるとおなかが張ったり、頭痛がしたりとさまざまな悪影響が！

**［気の素になる食べ物］**
穀物やいも類などの主食。



血液自体と、その流れのこと。全身に酸素と栄養を運ぶので、血が充分でめぐりがいいと、肌も髪もツヤツヤに。逆に血が足りないとめまいがしたり、血めぐりが悪くなると肌のくすみ、肩こりなどの原因に。

**［血を増やす食べ物］** 肉や魚、卵などのたんぱく質。

血液以外の、体内にある水分のこと（汗・リンパ液・涙・唾液など）。肌や内臓をうるおし、体の動きをなめらかにします。足りないと肌の乾燥やのぼせ、流れが悪くなると、むくみや冷えをまねきます。

**［水をチャージする食べ物］** 野菜や果物、海藻類など。

漢方では、私たちの体は「気・血・水」という3つの要素でつくられていると考えます。プチ不調を感じるのは、このバランスがくずれているのが原因！　どんな食材にも効能があると考える薬膳では、その人の状態に合う食材を食べることで、くずれたバランスを整えます。バランスを取り戻すと、私たちの体はうるおい、めぐるべきものがスムーズに流れはじめます。結果、体の土台が丈夫になるので、プチ不調は改善され、ちょっとした疲れや風邪などのトラブルもシャットアウト。たとえ風邪をひいても、決して長引かない、そんな理想的な状態にしてくれるのです！

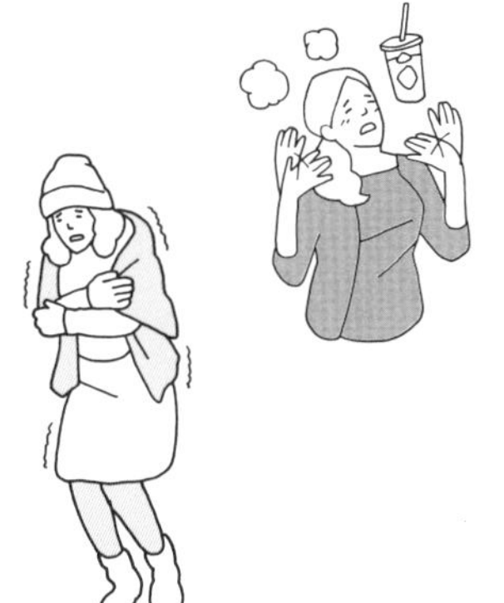

## 2

# 陰と陽を意識しているから。

薬膳では、食べ物や体質など、さまざまな場面で「陰陽」がキーに。冷たく抑制的なものは陰、温かく活動的なものは陽にあたります。たとえば人間では女性は陰、男性は陽、春夏は陽、秋冬は陰といったように。健康とは、体内の陰陽バランスがかたよらないこと。体が陽に傾いた場合の不調には陰の食材を食べ、陰に傾いた不調には陽の食材で補って、体の陰陽バランスをとることが、体の調子を整えることにつながります。

## 3

# 体を温める・冷やす食材をうまく使い分けているから。

食べ物は、体に取り入れたときに、ぽかぽかするもの(温熱性)と、ひんやりするもの(寒涼性)、どちらでもない穏やかなもの(平性)に分けられます。薬膳では体が冷えているときは温める食材を、熱がこもっているときはクールダウンさせる食材を組み合わせ、毎日のごはんでバランスを整えます。ちなみに寒い冬や北国でとれるものは温熱性、夏場や南国でとれるものは寒涼性が多い特徴があるので、覚えておくと便利。

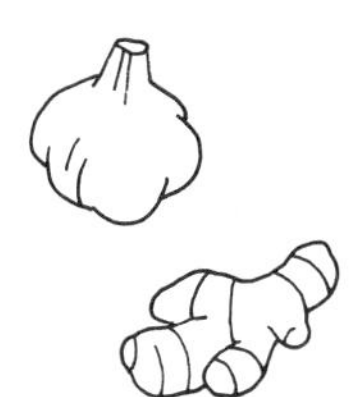

**[温熱性の食べ物]**

鶏肉　しょうが　えび
ねぎ　にんにく
まぐろ

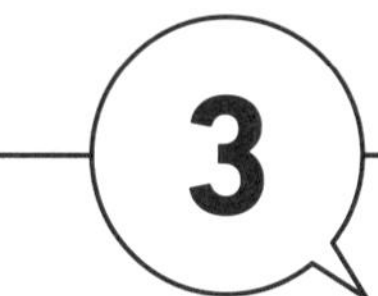

**[平性の食べ物]**

米　卵　大豆
れんこん　しいたけ
とうもろこし

**[寒涼性の食べ物]**

昆布　あさり　冬瓜
セロリ　トマト　なす
大根　すいか

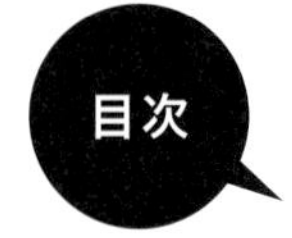
目次

# 「いたわりごはん」の買い物メモつきお品書き

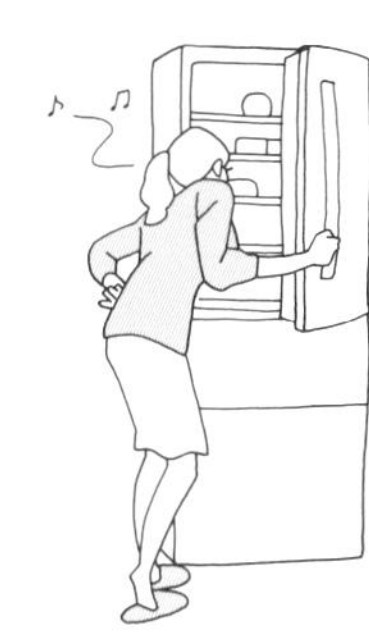

常備調味料以外の食材をピックアップ。
写メを撮っておくと、買い物のときに便利です。

※常備調味料＝しょうゆ、塩、砂糖、こしょう（粗びき黒こしょうを含む）、サラダ油

## PART 1 ① 冷え

### シンプルサムゲタン

鶏手羽中 6〜8本
ねぎの白い部分 1/2本分
ねぎの青い部分 適宜
しょうが 1/2かけ
にんにく 1かけ
もち米 大さじ2

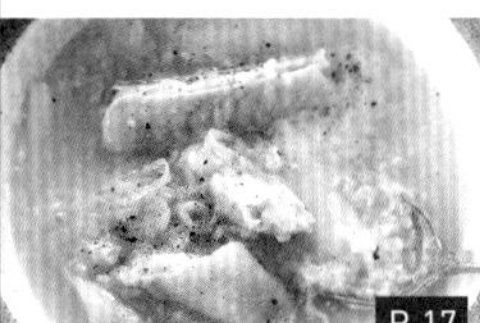

P. 17

### 菜の花とパセリのペペロンチーノ

スパゲティ 160g
菜の花 1/2束（約100g）
パセリ 大さじ2
にんにく 2かけ・赤唐辛子1本・練りわさび 小さじ1/2
オリーブオイル 小さじ2

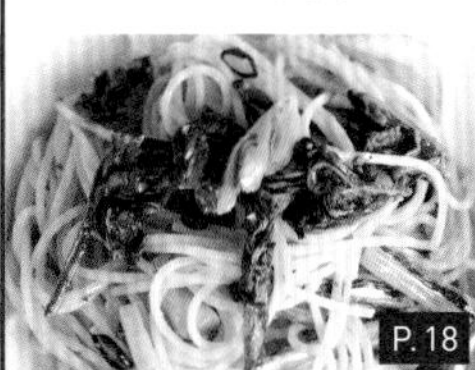

P. 18

### かぼちゃと黒豆のHOTサラダ

かぼちゃ 1/4個（約300g）
市販の黒豆の甘煮 40g
マヨネーズ 大さじ1と1/2〜2
パセリ、シナモンパウダー 各少々

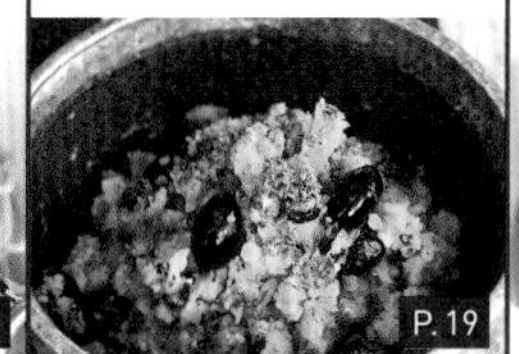

P. 19

### 黒きくらげと卵の黄金スープ

にら 1/3束（約30g）
黒きくらげ（乾燥） 3g
卵 1個
鶏ガラスープの素（顆粒） 小さじ2
ごま油 少々

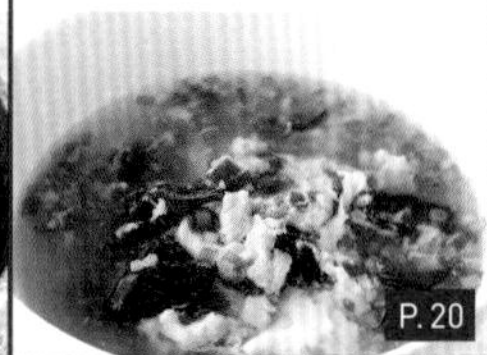

P. 20

### えびにらキムチ炒飯

温かいご飯 茶碗2杯分強
むきえび 80g・玉ねぎ 1/4個
にら 1/3束（約30g）
白菜キムチ 80g
にんにく 1/2かけ
トマトケチャップ 大さじ1
バター 10g

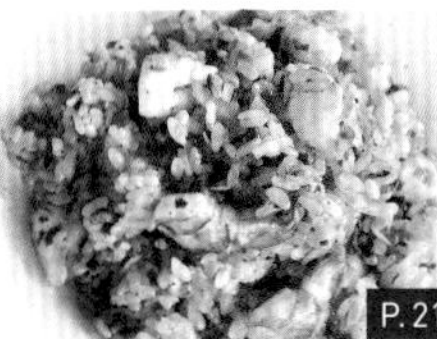
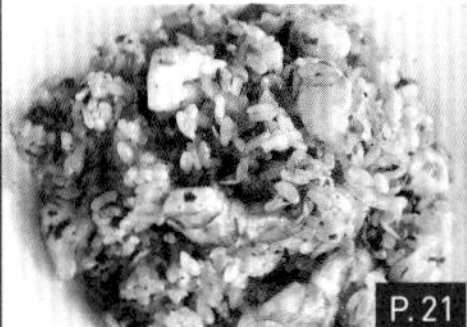

P. 21

### レンチン蒸し鶏のねぎだれがけ

鶏もも肉（大） 1枚（約300g）
しょうが 大1かけ
ねぎ 10cm
粉山椒 小さじ1/4
酒 大さじ1
酢、ごま油 各小さじ2

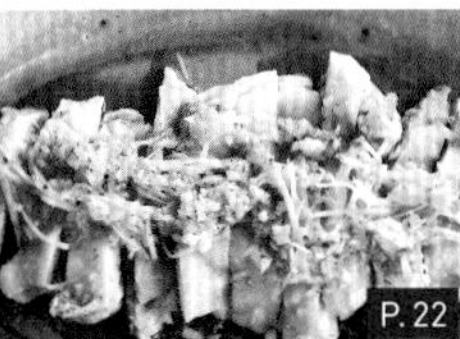
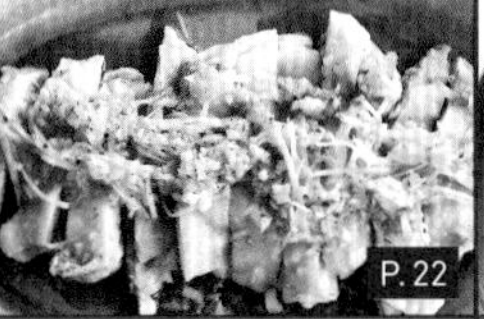

P. 22

### 鮭のほっこりかす汁

生鮭の切り身 1切れ
じゃがいも 1/2個
にんじん 1/3本
ねぎ 1/5本・酒かす 30g
しょうがの薄切り 2枚
だし汁 2カップ・みそ大さじ2・七味唐辛子 少々

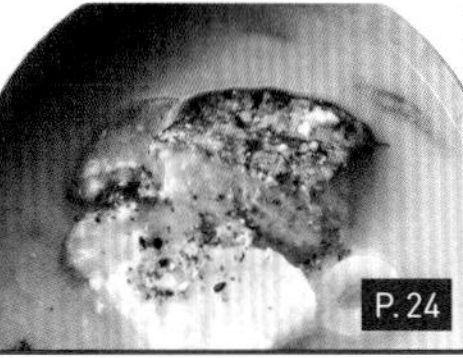
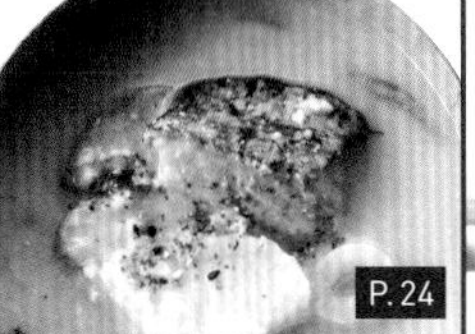

P. 24

### しょうがシナモンティー

紅茶のティーバッグ 1袋
しょうが、シナモンパウダー 各少々

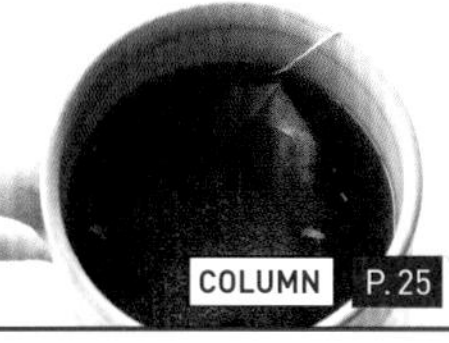

COLUMN P. 25

### 注ぐだけ黒豆茶

いり黒豆 10粒

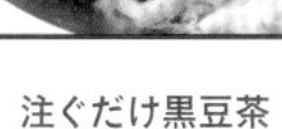
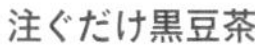
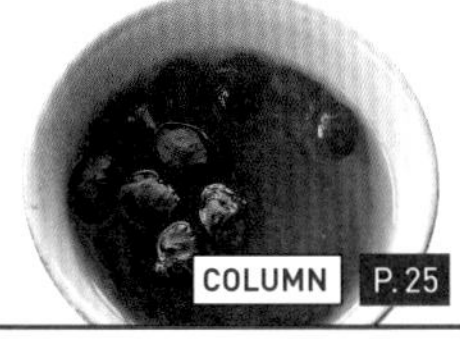

COLUMN P. 25

### とろとろ黒ごま茶

黒すりごま大さじ 1
片栗粉 小さじ1/4
くこの実 3粒

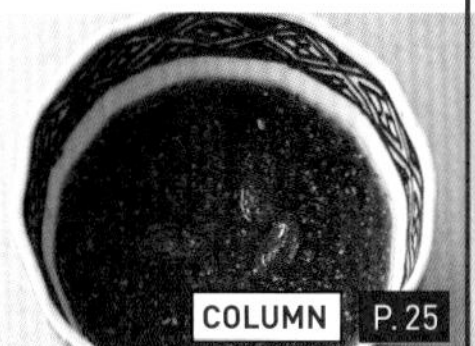

COLUMN P. 25

### ホットスパイスワイン

ロゼワイン（甘口） 1/2カップ
レモン汁 少々

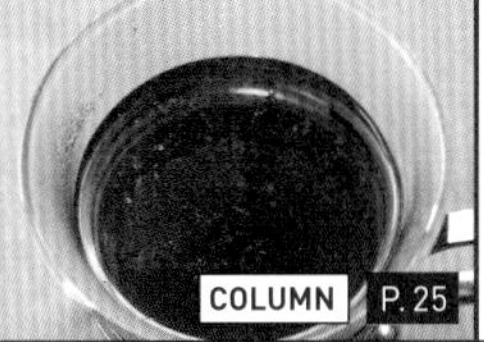

COLUMN P. 25

## PART 1 ② 疲れ

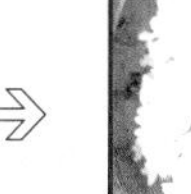

### MIX豆キーマカレー

温かいご飯 どんぶり2杯分・合いびき肉 120g・ミックスビーンズ 120g・玉ねぎ 1/2個・にんにく 1かけ・カットトマト缶詰（400g入り）1/2缶・カレー粉、トマトケチャップ、中濃ソース 各大さじ1

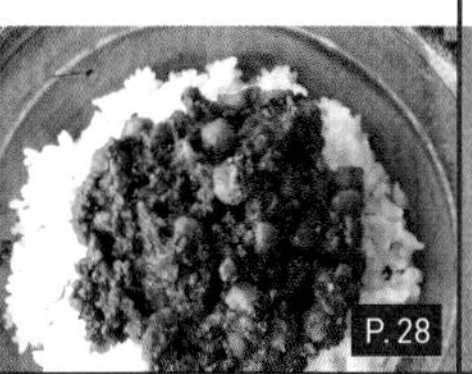

P. 28

### きのことウインナのマスタードソテー

生しいたけ 3個
まいたけ 1パック（約100g）
エリンギ 1パック（約100g）
ウインナソーセージ 3本
粒マスタード 大さじ1
白ワイン 大さじ2

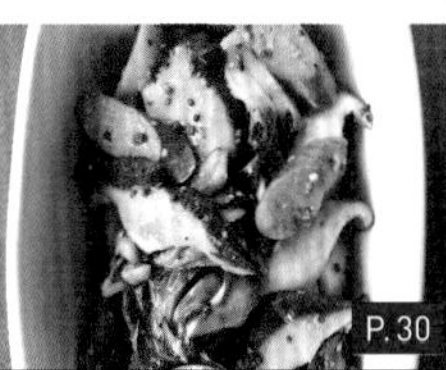

P. 30

### まぐろのスパイシー丼

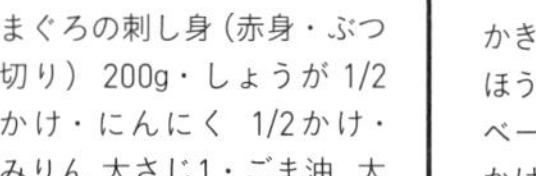

温かいご飯　どんぶり2杯分
まぐろの刺し身（赤身・ぶつ切り）200g・しょうが 1/2かけ・にんにく 1/2かけ・みりん 大さじ1・ごま油 大さじ1/2・豆板醤 小さじ1/4・松の実 大さじ1

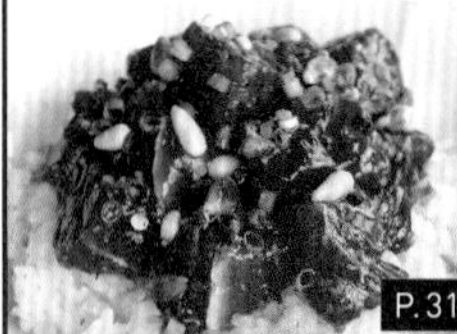

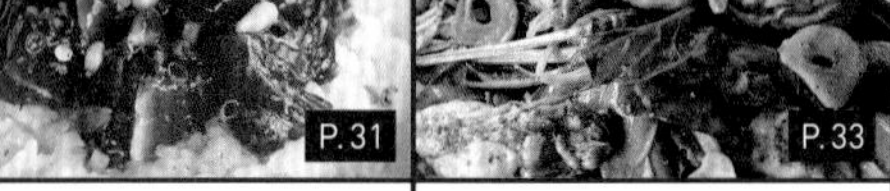

P.31

### かきとほうれん草ののっけサラダ

かき（むき身）100g
ほうれん草 1/2わ（約100g）
ベーコン 2枚・にんにく 1かけ・酢、ごま油、酒各大さじ1・片栗粉、小麦粉 各適宜
バター 10g

P.33

### 帆立ての豆乳リゾット

ご飯 茶碗2杯分
豆乳（成分無調整）1カップ
帆立て貝柱の水煮缶詰（70g入り）1缶
トマト 1/2個・バター 10g
鶏ガラスープの素（顆粒）小さじ2

P.34

### 長いもの甘辛肉巻き

長いも 150g
豚ロース薄切り肉 8枚（約150g）
酒、みりん 各大さじ2
小麦粉 適宜

P.35

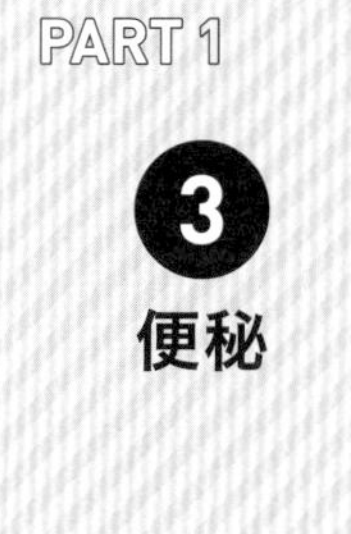

PART 1

3

## 便秘

→

### 万能はちみつナッツ

ミックスナッツ 50g
黒いりごま 大さじ2
はちみつ 1/2カップ
あれば松の実 10g
あればくこの実 大さじ1

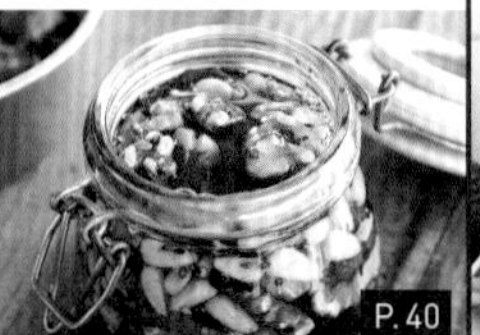

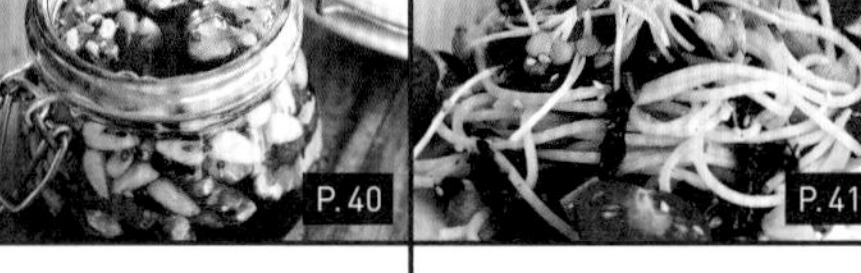

P.40

### 快腸★漬けものスパ

スパゲティ 160g・たくあん、野沢菜漬け 各40g・プチトマト 4個・貝割れ菜 1/2パック・めんつゆ（3倍希釈タイプ）大さじ1・バター 15g・オリーブオイル 小さじ2・白いりごま 少々

P.41

### 黒きくらげとにんじんのナムル

にんじん 1/2本
黒きくらげ（乾燥）7g
白いりごま 大さじ1
にんにく 少々
みりん 大さじ1/2
ごま油 大さじ1

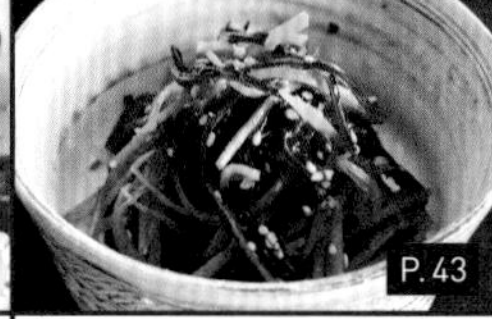

P.43

### えのきあんかけオムレツ

長いも 100g
えのきだけ 1/3袋（約30g）
卵 4個
しょうが汁 少々
だし汁 1/2カップ
片栗粉 小さじ1
みりん 大さじ1/2

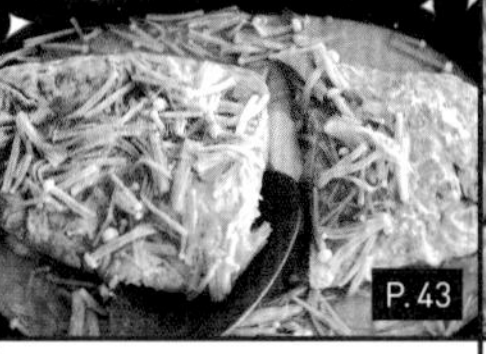

P.43

### えびとねぎのピリ辛炒め

えび（殻つき）12尾（約200g）
ねぎ 2本・しょうが 1かけ
ミックスナッツ 20g
酒、オイスターソース 各大さじ1
豆板醤 小さじ1/4

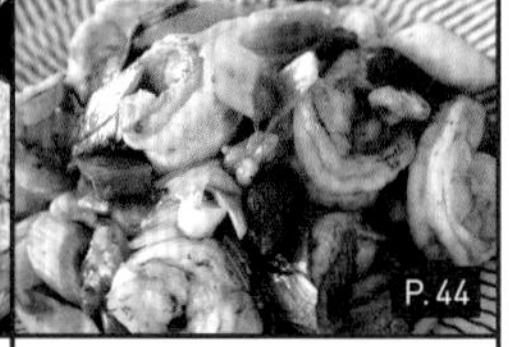

P.44

### りんごとバナナのスムージー

バナナ 1本
りんご 1/4個
大根 20g
レモン汁 小さじ1

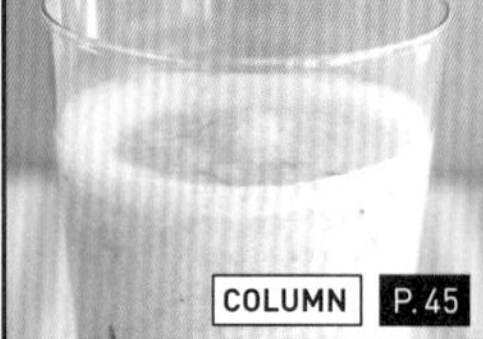

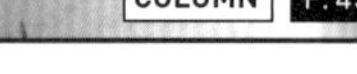

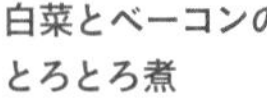

COLUMN P.45

### 黒ごまミルクセーキ

黒すりごま、きなこ、黒砂糖 各大さじ1
牛乳 1カップ

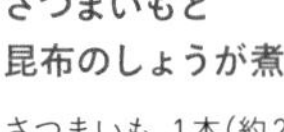

COLUMN P.45

PART 1

4

## ダイエット

→

### 白身魚のアクアパッツァ

白身魚（すずきなど）の切り身 2切れ・あさり（殻つき・砂抜きしたもの）200g・プチトマト 6個・にんにく 1かけ
白ワイン 1/4カップ・オリーブオイル 大さじ1・イタリアンパセリ 適宜

P.49

### にんじんりんごラペ

にんじん 1本
りんご 1/4個
玉ねぎ 1/4個
酢 大さじ2
オリーブオイル 大さじ1

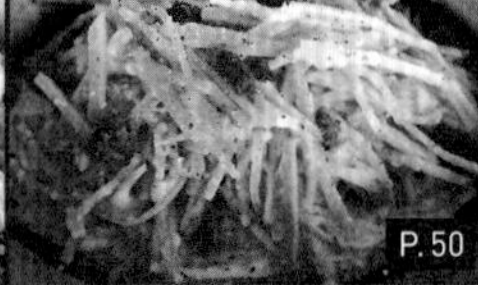

P.50

### 白菜とベーコンのとろとろ煮

白菜 1/8株（約300g）
豆乳（成分無調整）1/2カップ
ハム 2枚
鶏ガラスープの素（顆粒）小さじ2
片栗粉 大さじ1/2

P.51

### さつまいもと昆布のしょうが煮

さつまいも 1本（約200g）
切り昆布 100g
しょうが 1/2かけ
だし汁 1カップ
酒、みりん 各大さじ1と1/2

P.52

### はと麦ととうもろこしのスープ

はと麦 50g
ホールコーン缶詰（190g入り）1缶・玉ねぎ 1/2個
洋風スープの素（顆粒）小さじ2
片栗粉 小さじ1

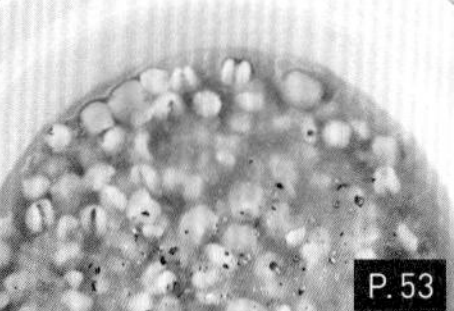

P.53

### 大根のシンプルデトックスがゆ

大根 60g
米 大さじ3
しょうがの薄切り 1～2枚
梅干し、削り節 各適宜

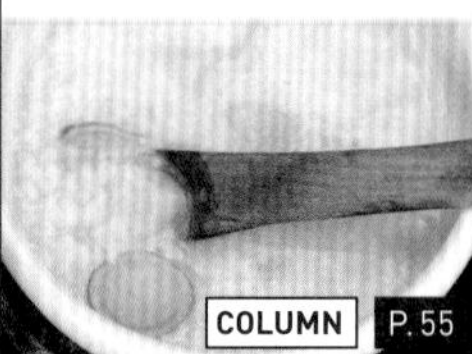

COLUMN P.55

### 小豆デトックスがゆ

小豆 大さじ2
米 大さじ3
しょうがの薄切り 1～2枚
梅干し、削り節 各適宜

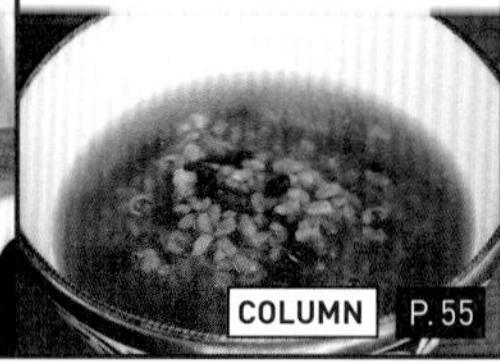

COLUMN P.55

PART 1

**5**

## 風邪

### ねぎしょうがスープご飯

温かいご飯 茶碗軽く2杯分
ねぎ 1/2本・卵 1個
しょうが 大1かけ
青じその葉 5枚
鶏ガラスープの素（顆粒）
小さじ2

P.59

### スパイシーカレーにゅうめん

そうめん 2束・ハム 2枚
玉ねぎ 1/4個・香菜 適宜
しょうが 1かけ・片栗粉 大さじ1・カレー粉大さじ1/2〜1・だし汁 2カップ・めんつゆ（3倍希釈タイプ）1/3カップ

P.60

### 温豆腐のかにあんかけ

絹ごし豆腐 1丁（約300g）
かに缶詰（約110g入り）1缶
しょうが汁 少々
だし汁 1カップ・酒 大さじ1
みりん大さじ1/2
片栗粉 小さじ2

P.61

### 根菜のコンソメスープ

ごぼう 1/3本
大根 30g
にんじん 1/3本
洋風スープの素（顆粒）
小さじ1と1/2
オリーブオイル 小さじ2
ねぎ 適宜

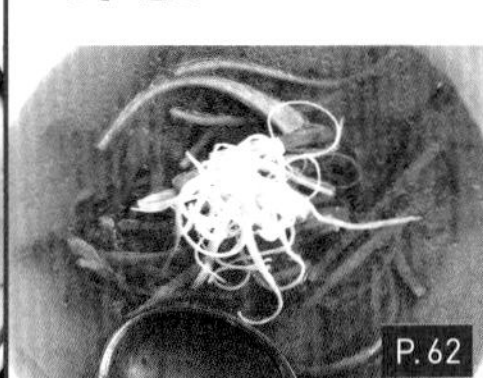

P.62

### しょうが黒糖茶

紅茶のティーバッグ 1袋
しょうが 1かけ
黒砂糖 大さじ2

COLUMN P.63

### れんこんドリンク

れんこん 200g
はちみつ、レモン汁
各大さじ1

COLUMN P.63

### ミント緑茶

緑茶 小さじ1
ミントの葉 5g

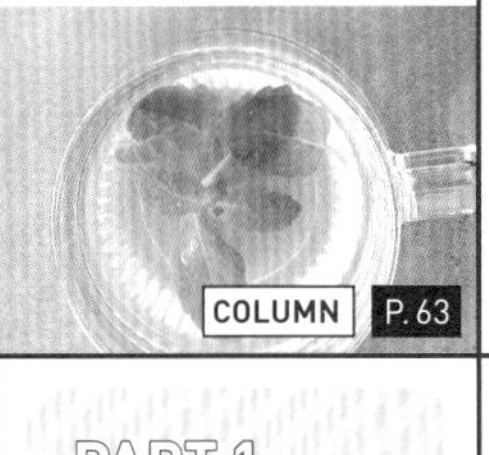

COLUMN P.63

PART 1

**6**

## すっぴん力

### ツルツル美肌豆乳鍋

豚ロース薄切り肉160g・木綿豆腐 1丁・大根1/2本・白きくらげ（乾燥）5g・豆乳（成分無調整）1カップ・みそ 大さじ2・鶏ガラスープの素 小さじ2・めんつゆ（3倍希釈）大さじ1・白すりごま 大さじ2

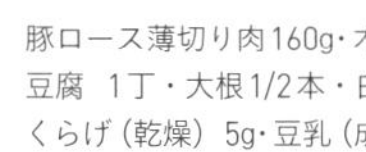

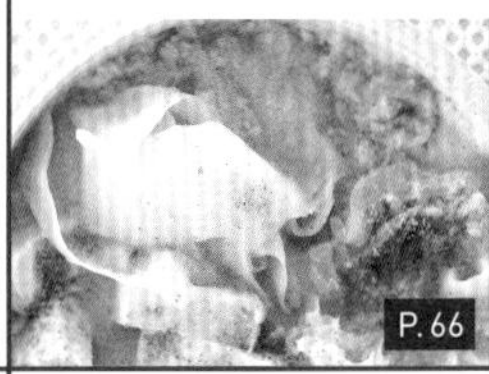

P.66

### 鮭のしょうが照り焼き

生鮭の切り身（大）2切れ
しょうが、にんにく 各1かけ
酒、みりん 各大さじ1
小麦粉 適宜
万能ねぎ 少々

P.68

### はと麦のDELI風サラダ

はと麦 30g
トマト 1/2個
きゅうり 1/2本
プロセスチーズ 20g
ハム 2枚
酢 大さじ1/2
オリーブオイル 大さじ1

P.69

PART 1

**7**

## 婦人科トラブル＆ホルモンバランス

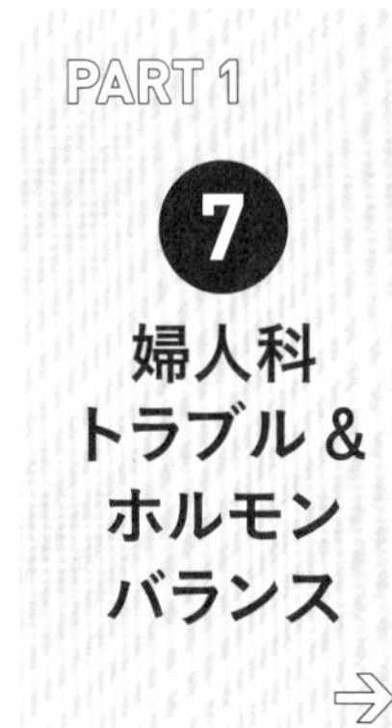

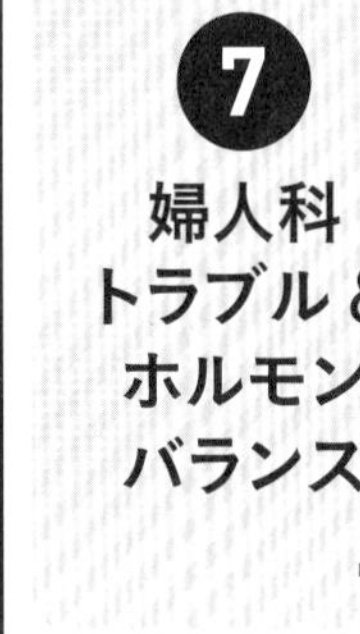

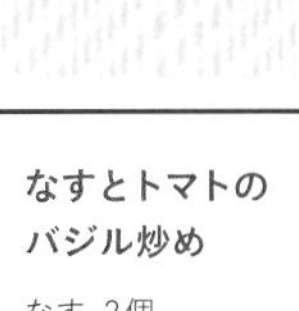

### さばのトマト煮

さばの切り身（半身のもの）
2切れ・玉ねぎ 1/2個
にんにく 1かけ
カットトマト缶詰（400g入り）
1/2缶・白ワイン 大さじ2
ローリエの葉 1枚
オリーブオイル 小さじ2

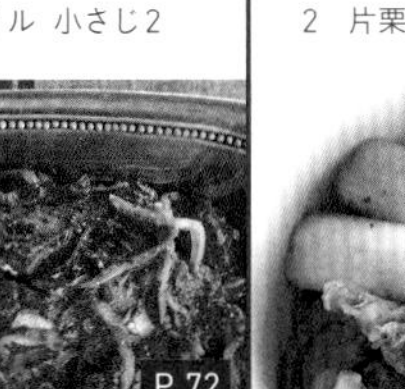

P.72

### ぷるぷる貴妃鶏

鶏手羽中 6〜8本
ねぎ 2本・栗の甘露煮 4個
生しいたけ 2個・にんにく
1かけ・しょうが 1/2かけ
酒、みりん 各大さじ1・黒砂糖 大さじ1/2・ごま油小さじ2 片栗粉 小さじ1

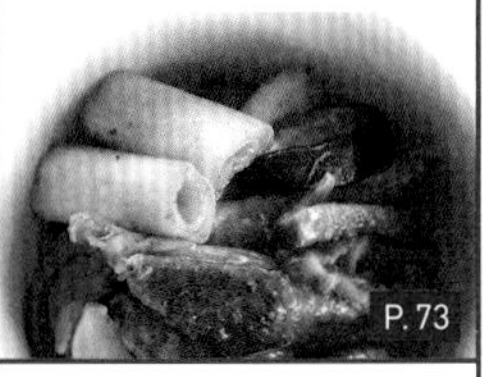

P.73

### 黒豆としょうがの炊き込みご飯

米 2合（360mℓ）
いり黒豆 20g
しょうが 1/2かけ
酒 大さじ2

P.74

### 春菊とりんごのサラダ

春菊 1/2わ（約80g）
りんご 1/4個
酢 大さじ1/2
オリーブオイル 大さじ2

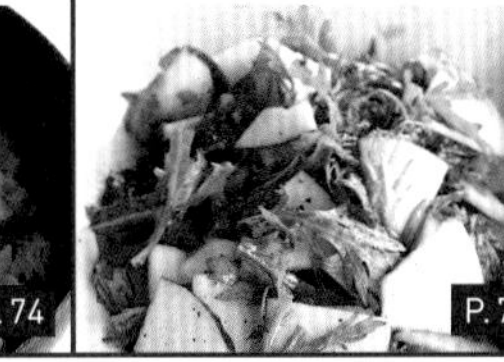

P.74

### なすとトマトのバジル炒め

なす 2個
トマト（大）1個
バジルの葉 5〜6枚
にんにく 1かけ
オリーブオイル 大さじ1

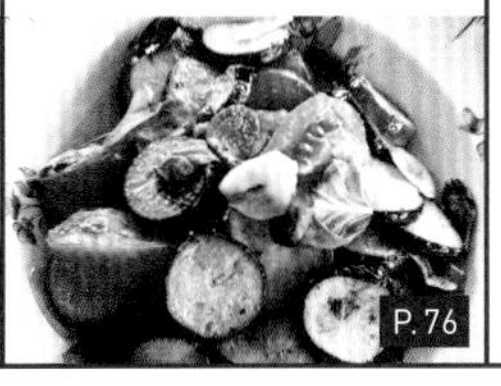

P.76

PART 1

## プチ不調別オマケレシピ

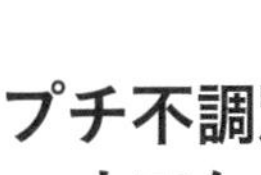

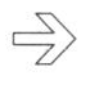

### ピリ辛しょうがふりかけ

しょうが 2かけ
みりん 大さじ2
削り節 2パック（約10g）
七味唐辛子 小さじ1/2

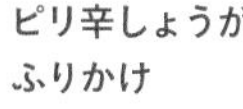

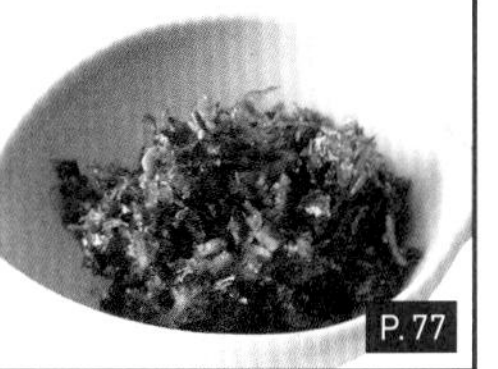

P.77

**長いもの梅だれあえ**

長いも 120g
梅干し 1個
みりん 少々
白いりごま 少々

P.77

**黒ごまチーズDIP**

クリームチーズ 50g
黒すりごま 大さじ1
はちみつ 小さじ1/2

P.77

**大根おろしのしょうゆかけwithレモン**

大根 50g
レモンのいちょう切り 1枚

P.78

**ねぎのオイスターソースがけ**

ねぎ 50g
オイスターソース 少々

P.78

**ホットハニーミルク**

牛乳 1カップ
はちみつ 小さじ1

P.78

**持ち歩き くこナッツMIX**

いり黒豆 40g
くこの実 20g
ミックスナッツ 40g

P.78

PART 2

## スペシャル常備菜

→

**じゃがいものシンプルコンソメ煮**

じゃがいも(大) 3個
パセリ 少々
洋風スープの素(顆粒) 小さじ1と1/2
バター 10g

P.83

**ほうれん草とにんじんのごまあえ**

ほうれん草 1わ
くこの実 小さじ1
にんじん 1/3本
黒すりごま 大さじ2

P.85

**皮つき長いものソテー**

長いも 300g
酒 大さじ2
オイスターソース 大さじ1

P.87

**セロリの中華風きんぴら**

セロリ 2本
赤唐辛子 1/2本
みりん 大さじ1/2
白いりごま、酒 各小さじ1
ごま油 大さじ1

P.89

**スライスオニオンのおかかあえ**

玉ねぎ 1個
酢、みりん 各大さじ1
削り節 1パック(約5g)

P.91

**わかめとしょうがのあえもの**

カットわかめ(乾燥) 10g
ねぎ 1/3本
しょうが 1かけ
酢 大さじ1
ごま油 小さじ1/2
白いりごま 少々

P.93

**ねぎのホットサラダ**

ねぎ 2本
ねぎの青い部分 大さじ1
桜えび 大さじ1
しょうが 大さじ1

P.95

**大根の即効漬けもの**

大根 1/5本(約200g)
酢 1/4カップ
ごま油 小さじ1

P.97



**[この本の表記について]**

●本文中で表示した大さじ1は15mℓ、小さじ1は5mℓ、1カップは200mℓです。1ccは1mℓです。
●電子レンジの加熱時間は600Wのものを基準にしています。500Wの場合は1.2倍を、700Wの場合は0.8倍を目安に加熱してください。なお、機種によって多少異なる場合があります。
●本文中で使用しているフライパンで特に表記がないものは、直径26cmのものです。

PART
1

＼ 症状ごとに選べる ／

# プチ不調に効く いたわりごはん

自分が気になるプチ不調ごとに、その症状に効くレシピをご紹介。
たとえばひとくくりに「冷え」といっても、そのときどきにより、冷える原因も変われば、
より効果的な食材も変わってくるもの。まずはチェックリストで、自分の「今」を知り、
効率よく、おいしくプチ不調を改善しましょう！



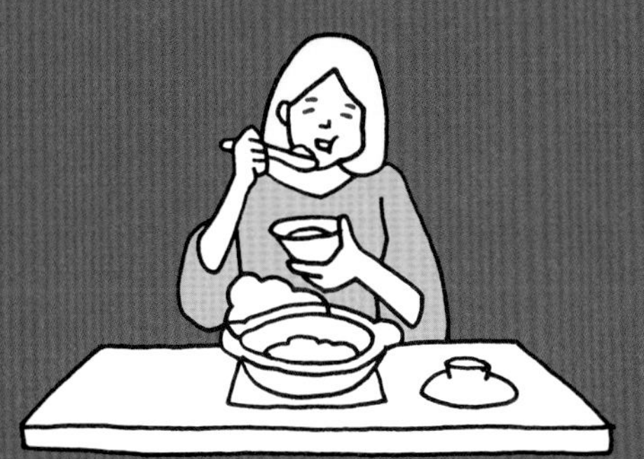

# 1

お悩みNo.1！

# 私、とにかく冷えてます。

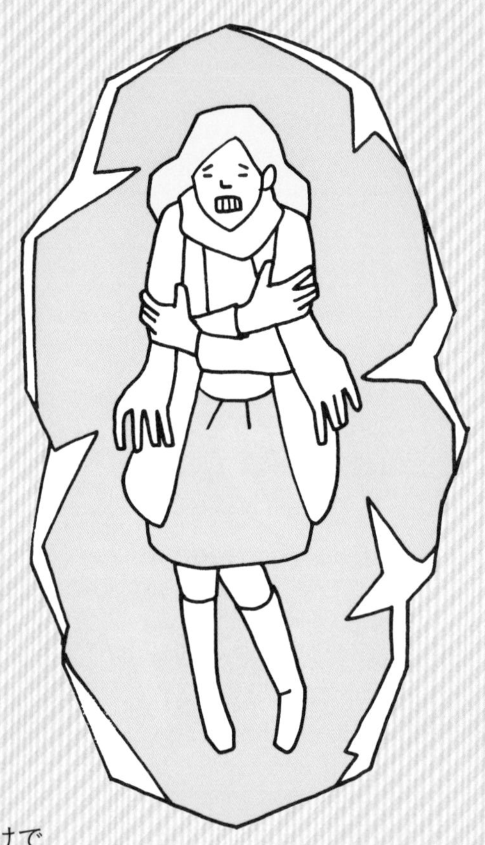

女性のプチ不調で断トツNo.1といえば、やはりコレ。
女性は体質的に冷えやすいうえ、現代ではさまざまな原因で冬に限らず、一年中冷えている人が増えています！
冷えは放っておくと太りやすくなったり、老けやすくなるだけでなく、肩こりや頭痛、生理痛などのトラブルの原因にも。
自分がなぜ冷えるのか原因をチェックしたら、タイプに合った毎日のごはんで、体を内側から温める工夫を始めてみましょう。



**ごはんのヒント**

1 体を冷やすものを食べるときは、体を温めるものをいっしょに食べるのがベター。ビールには温かいおつまみを、生野菜や刺し身には、しょうがやしそなど、温め食材を使ったたれや薬味を添えて。

2 胃腸が冷えて弱っている場合も多いので、煮ものや蒸しものなど、おなかにやさしいものが◎。

3 調味料もみそや酢、酒など、体を温めるものを積極的に使うとさらにgood！

**プチ養生のヒント**

運動不足は冷えをまねくので、ストレッチやウォーキングなどで全身を温めて。

毎日湯ぶねにつかって体のしんまで温まり、代謝を上げるように心がけましょう。

## 全身冷えタイプ

□ まわりはそうでもないのに、
自分だけ寒がっていることが多い
□ 全身が冷えるが、とくに手足はキンキン
□ よく「顔色悪いけど……大丈夫？」ときかれる

**[なんで冷えるの？]** 体を温める「陽」のエネルギーが足りず、熱を生む力が弱まっています。冷えると内臓に優先して血液が送られるので、末端の手足も冷え冷えに！

**おすすめ食材** 陽を補うパワーがある、温熱性の食材を食べるのが◎。冷えて胃腸も弱っている場合が多いので、消化にいい料理法を選んで。

**ねぎ　にんにく　えび　にら　山椒　赤唐辛子　シナモン**

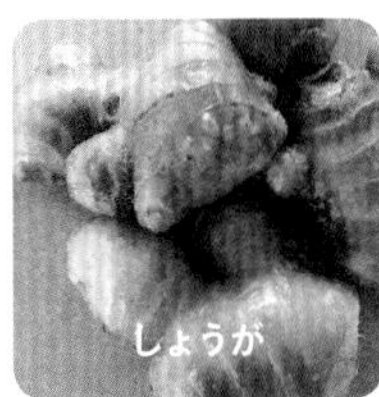

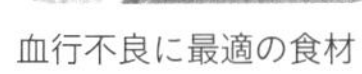
慢性的な冷えに効果大！

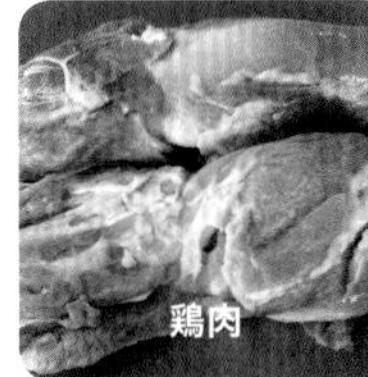

おなかを温める力を持つ

## 貧血冷えタイプ

□ 爪が割れやすく、貧血ぎみ
□ 好き嫌いが多く、偏食しがち
□ 万年ダイエッター。単品ダイエットの経験アリ
□ 生理の量は少なめ

**[なんで冷えるの？]** 睡眠不足や疲れ、ダイエットなどが要因で、「血(けつ)」が足りない状態。全身のすみずみにまで栄養と熱を運ぶ温かい血が不足して、冷えています！

**おすすめ食材** まずは血を増やす食材を積極的に食べて。体を温める温熱性の食材を組み合わせると、血めぐりもよくなり、温まります。

**レバー　松の実　黒ごま　まぐろ　牛肉　にんじん**

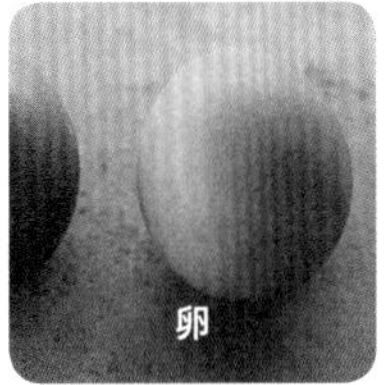

血を養う働きを持つ

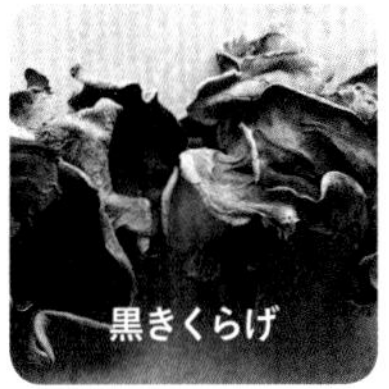

血の不足を解消する



## ストレス冷えタイプ

□ 小さなことでも、ついイライラ(怒)
□ デスクワークで、一日中座りっぱなし
□ 肌のくすみ＆目の下のクマ、気になりマス
□ 運動しなきゃと思いつつ、できていない

**[なんで冷えるの？]** 運動不足やストレスなどで「気」と「血」の流れが滞り、体を温める「陽」の気が全身に行き渡らなくなったタイプ。ズバリ働く現代女性に最多です。

**おすすめ食材** 気の流れをスムーズにし、血行をよくする食材を食べるのが正解。香りのよい食材は気の流れをよくするので、意識してみて。

**にら　玉ねぎ　菜の花　ピーマン　にんにく　酢**

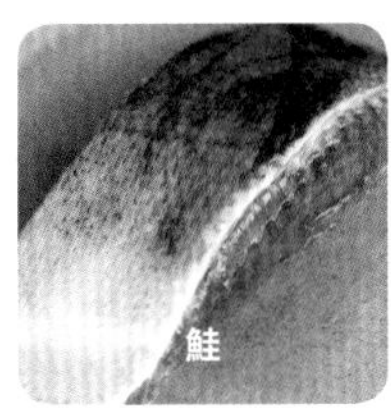

血行不良に最適の食材

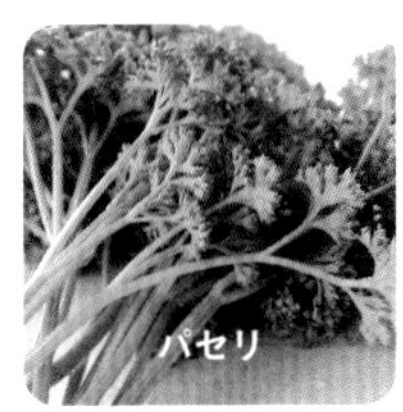

滞った気を発散させる

## 内臓冷えタイプ

□ サラダや刺し身など、生ものが好き
□「とりあえずビール！」はやめられません♡
□ 下半身がむくみやすい
□ 梅雨が苦手。雨や湿気が多い日は、調子が悪い

**[なんで冷えるの？]** 冷たいものや水分のとりすぎ、寒さや湿気のある環境の影響を受けたりすることで、「陽」のエネルギーが、全身に行き渡らなくなったタイプ。

**おすすめ食材** 体の中にたまった湿気と寒さを取り、体を温める働きのある食材を選ぶこと。まずは手軽なスパイスから取り入れるのも◎。

**シナモン　ねぎ　しょうが　七味唐辛子　香菜(シャンツァイ)**

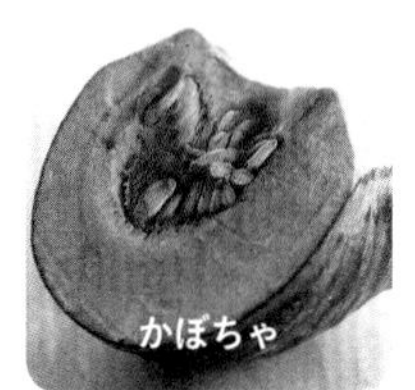
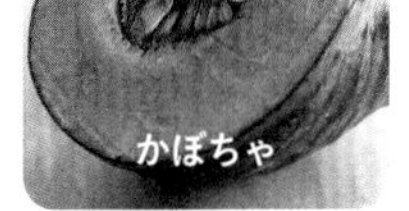

体を温め、胃を丈夫に

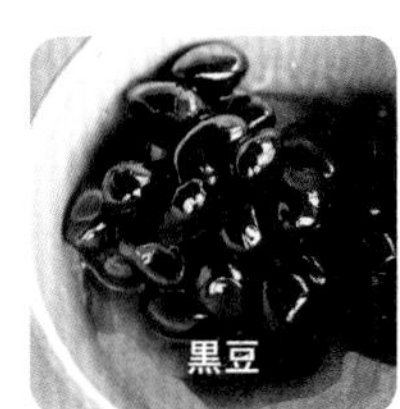

水分代謝を上げる

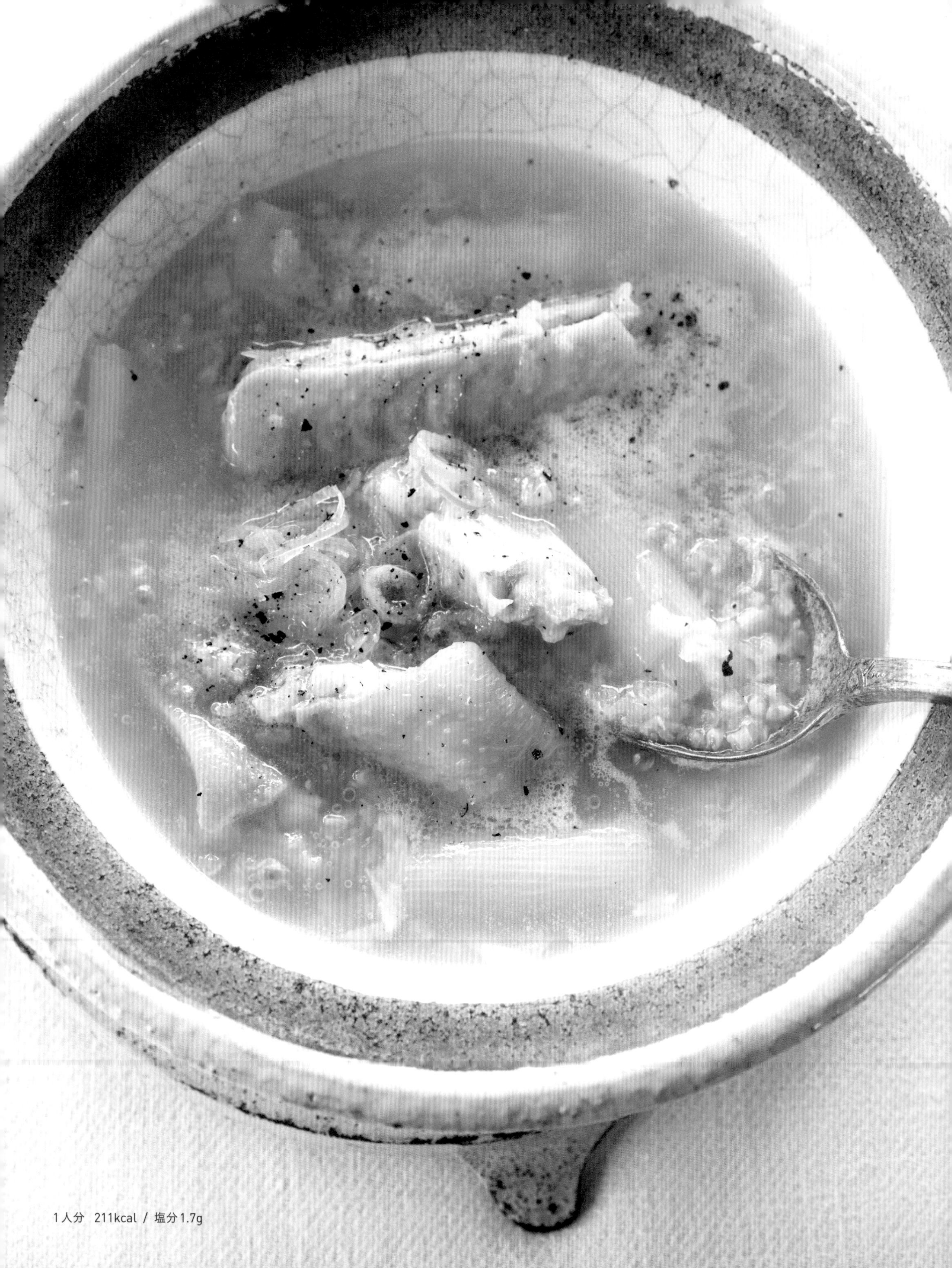

1人分　211kcal / 塩分1.7g

## 最強の温め効果 すべての冷えタイプに

# シンプルサムゲタン

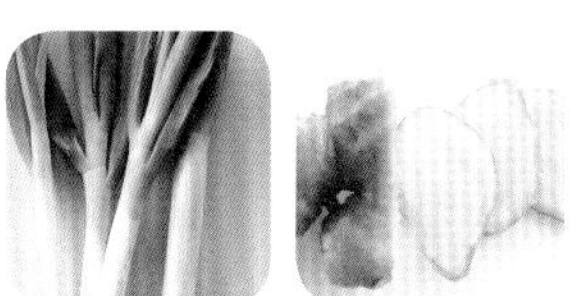

鶏肉、ねぎ、にんにく、もち米、しょうが。
体を内側から温める食材オンパレードの、冷え取りに最適のメニュー。
ひと口食べれば、おなかからじんわりと温まるのを感じるハズ！

**材料｜2人分**

鶏手羽中：6～8本
ねぎの白い部分：1/2本
ねぎの青い部分：適宜
しょうが：1/2かけ
にんにく：1かけ
もち米：大さじ2
塩：小さじ1/2
粗びき黒こしょう：適宜

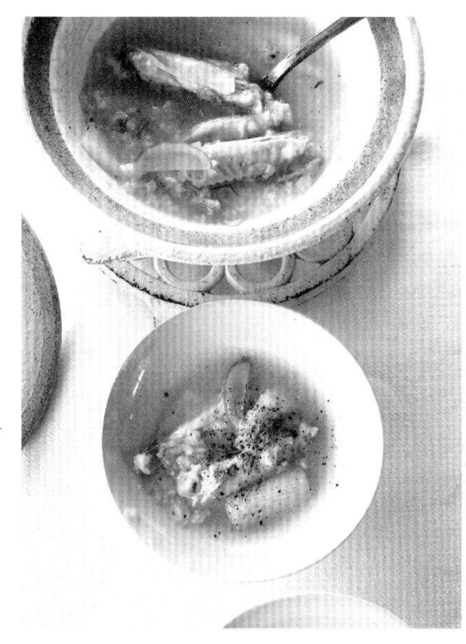

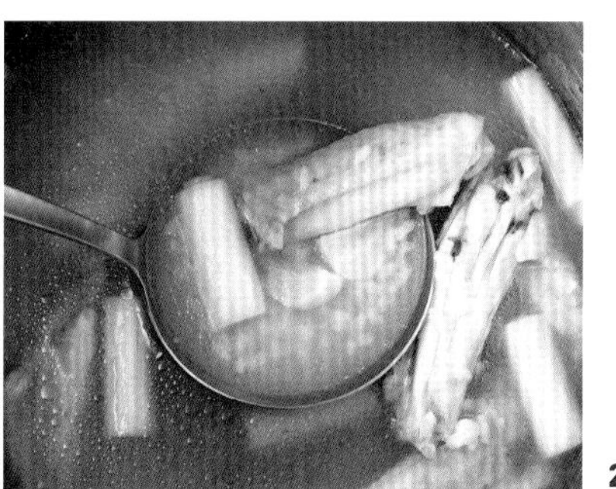

2

**作り方**

1 もち米はさっと洗い、ざるに上げる。ねぎの白い部分は幅4cmに、青い部分は小口切りにする。しょうがは皮つきのまま薄切りにする。にんにくは縦4等分に切る。

2 鍋に手羽中、ねぎの白い部分、しょうが、にんにく、もち米と水3 ½カップを入れて中火にかける。煮立ったらアクを取り、弱めの中火で25～30分煮る。塩を加えて混ぜ、ねぎの青い部分をのせ、粗びき黒こしょうをふる。

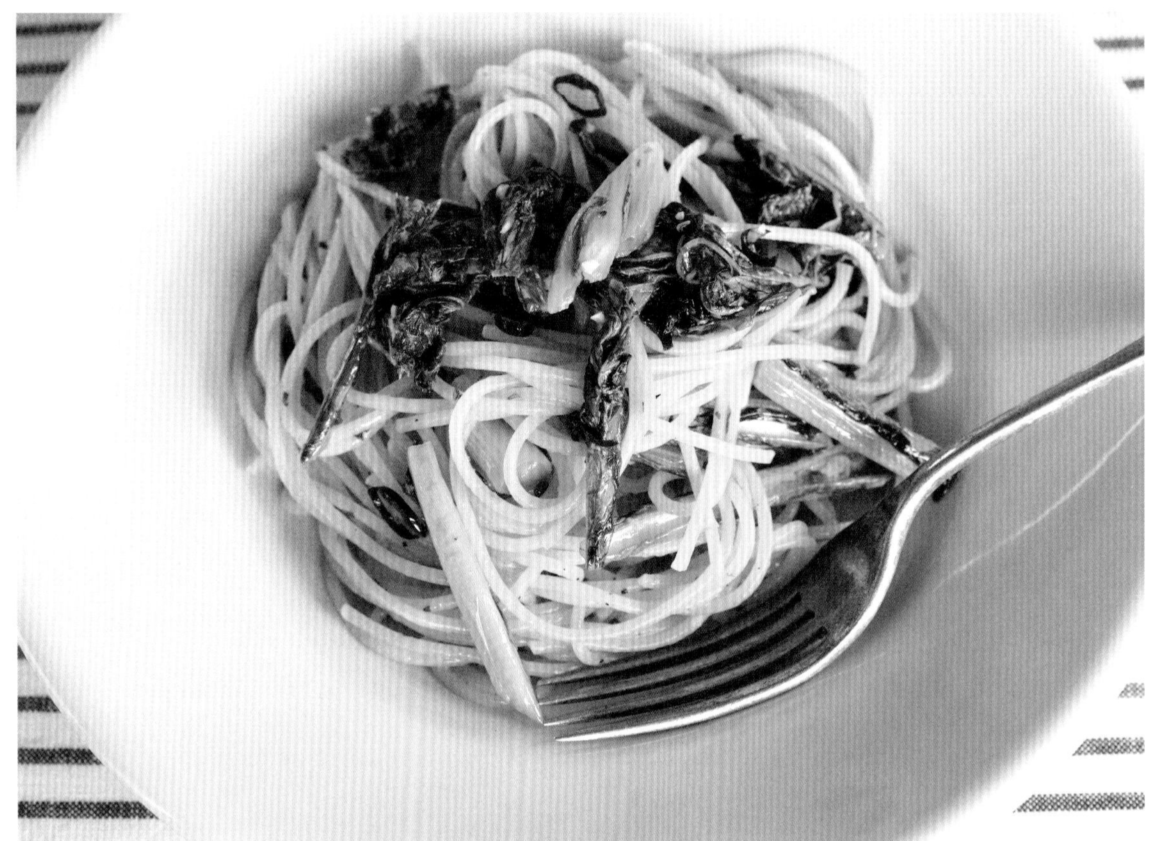

1人分　376kcal / 塩分1.7g

血めぐりがよくなる！ ストレス冷えに

# 菜の花とパセリのペペロンチーノ

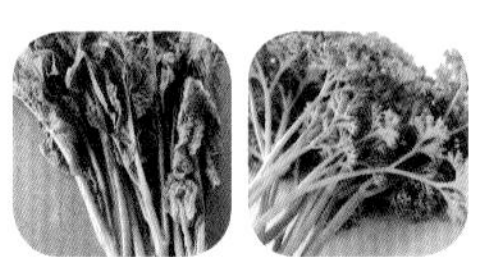

血行をよくする菜の花とパセリがたっぷり入ったパスタ。
唐辛子のカプサイシンは血流改善はもちろん、体温アップ効果も絶大☆

**材料｜2人分**

スパゲティ：160g
菜の花：1/2束(約100g)
パセリの葉のみじん切り：大さじ2
にんにくのみじん切り：2かけ分
赤唐辛子の小口切り：1本分
たれ
　練りわさび：小さじ1/2
　しょうゆ：大さじ1/2
オリーブオイル：小さじ2
粗びき黒こしょう：少々

**作り方**

1 鍋に湯1.6ℓを沸かしはじめる。菜の花は幅4cmに切る。湯が沸いたら塩小さじ2（分量外）を加え、スパゲティを袋の表示より1分短めにゆではじめる。たれの材料を混ぜる。

2 フライパンにオリーブオイルとにんにく、赤唐辛子を中火で熱する。香りが立ったら、菜の花、パセリを順に加えて1分ほど炒める。ゆで上がったスパゲティと、ゆで汁大さじ3、たれを加えて、大きく混ぜる。粗びき黒こしょうをふる。

内臓冷えに

# かぼちゃと黒豆のHOTサラダ

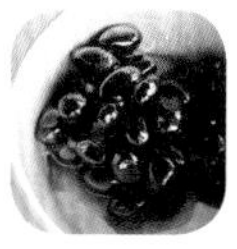
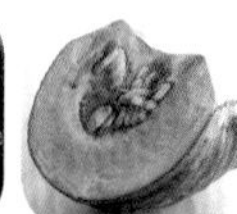

おなかを温めるかぼちゃと水分代謝を上げる黒豆で、体にたまった寒けを排出。
仕上げのシナモンには、手足の先まで血をめぐらせ、末端冷えをやわらげる働きが！

材料｜2人分

かぼちゃ：1/4個（約300g）
市販の黒豆の甘煮：40g
マヨネーズ：大さじ1と1/2～2
塩、こしょう、パセリのみじん切り、シナモンパウダー：各少々

作り方

1 黒豆はかるく洗い、ざるに上げる。かぼちゃはわたと種を取り、一口大に切る。耐熱のボールに入れてふんわりとラップをかけ、電子レンジで5～6分加熱する。

2 かぼちゃをフォークで粗くつぶし、黒豆とマヨネーズ、塩、こしょうを加えて混ぜる。パセリとシナモンパウダーをふる。

1

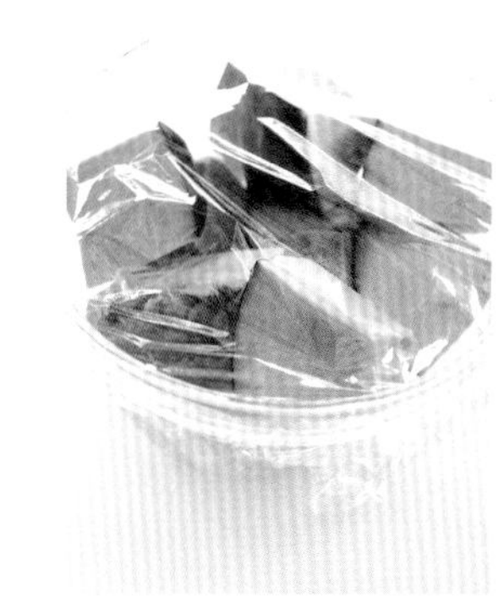



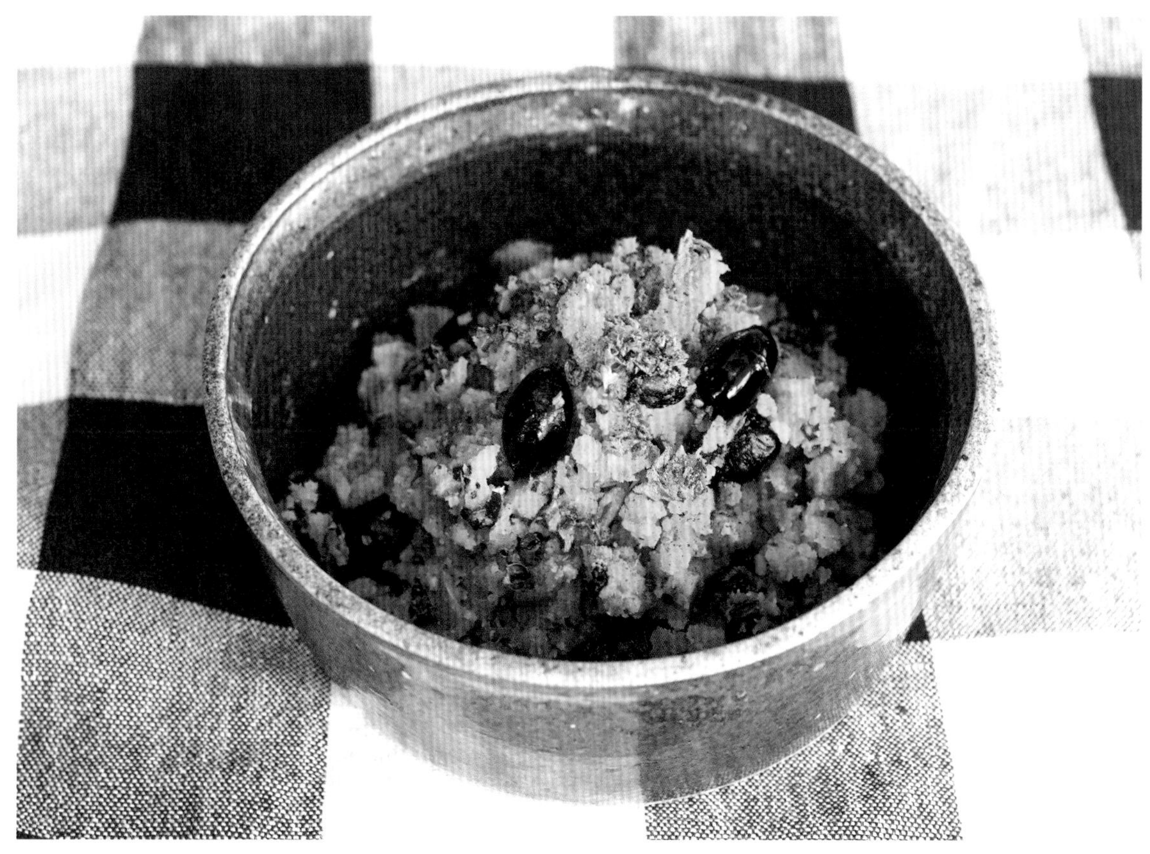

1人分　220kcal / 塩分0.8g

貧血冷えに

# 黒きくらげと卵の黄金スープ

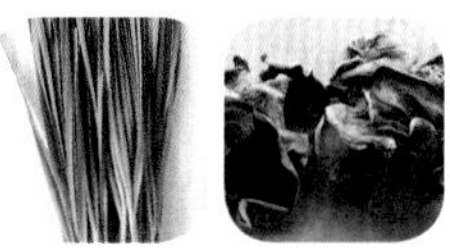

体を温めるにらに、ともに血を補う卵と黒きくらげをプラスした、黄金トリオのスープ。にらは足もとから温めるので、下半身冷えが気になる人にも◎。

材料｜2人分

にらのみじん切り：1/3束分（約30g）
黒きくらげ（乾燥）：3g
溶き卵：1個分
鶏ガラスープの素（顆粒）：小さじ2
ごま油：少々

作り方

1 黒きくらげは水に10分ほどつけてもどし、さっと洗って、食べやすく切る。

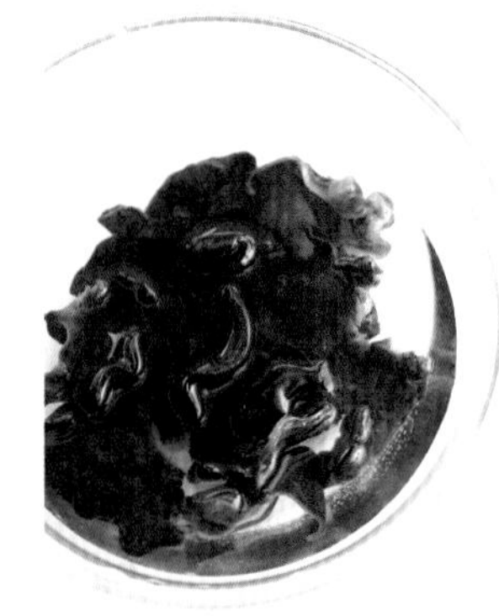

2 小鍋に黒きくらげ、水2カップ、鶏ガラスープの素を入れ、中火にかける。煮立ったらにらを加え、ひと煮する。溶き卵を細く流し入れ、固まったら火を止める。ごま油を回しかける。

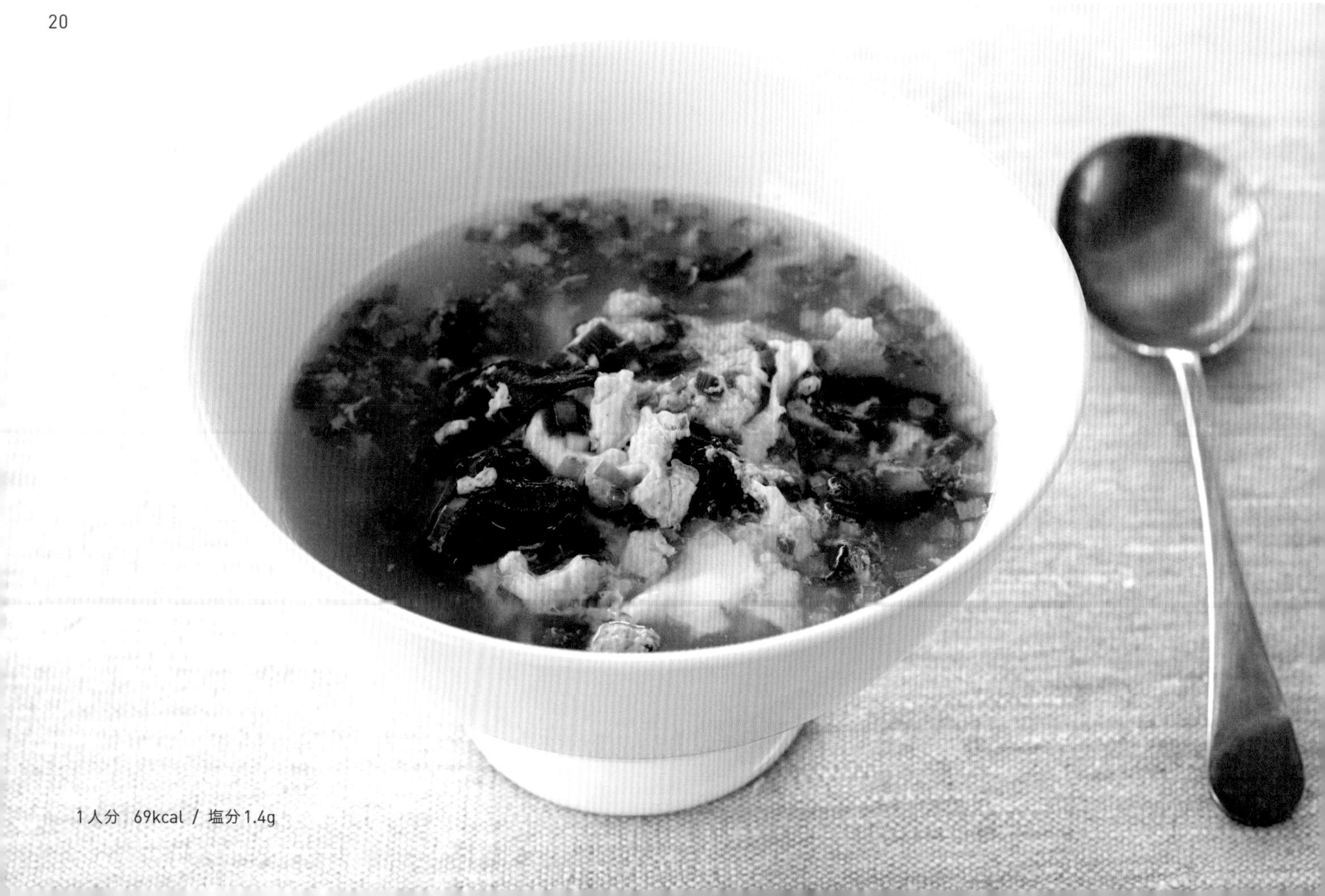

1人分 69kcal / 塩分1.4g

ポカポカ効果∞ 全身冷えに

# えびにらキムチ炒飯

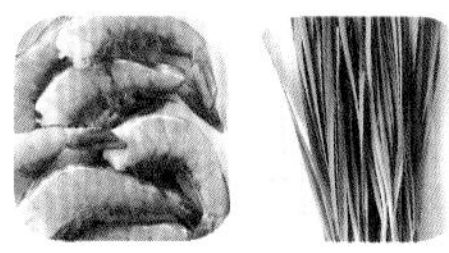

えびは海のもののなかでも、体を温めるパワーがとくに強い食材。
冷えによる足腰の痛みにも効果的です。ケチャップの甘辛味で、ぐっとあとを引く味に！

材料｜2人分

温かいご飯
：茶碗2杯分強（約350g）
むきえび：80g
玉ねぎのみじん切り：1/4個分
にらのみじん切り
：1/3束分（約30g）
白菜キムチのみじん切り：80g
にんにくのみじん切り
：1/2かけ分
サラダ油：小さじ2
トマトケチャップ：大さじ1
バター：10g
塩、こしょう：各少々

作り方

1 えびは食べやすく切る。フライパンにサラダ油とにんにくを入れて中火にかけ、香りが立ったら、えびと玉ねぎ、キムチ、ケチャップを加えてさっと炒める。バターとご飯、にらを順に加え、ご飯がぱらりとするまでほぐしながら1～2分炒める。塩、こしょうで味をととのえる。

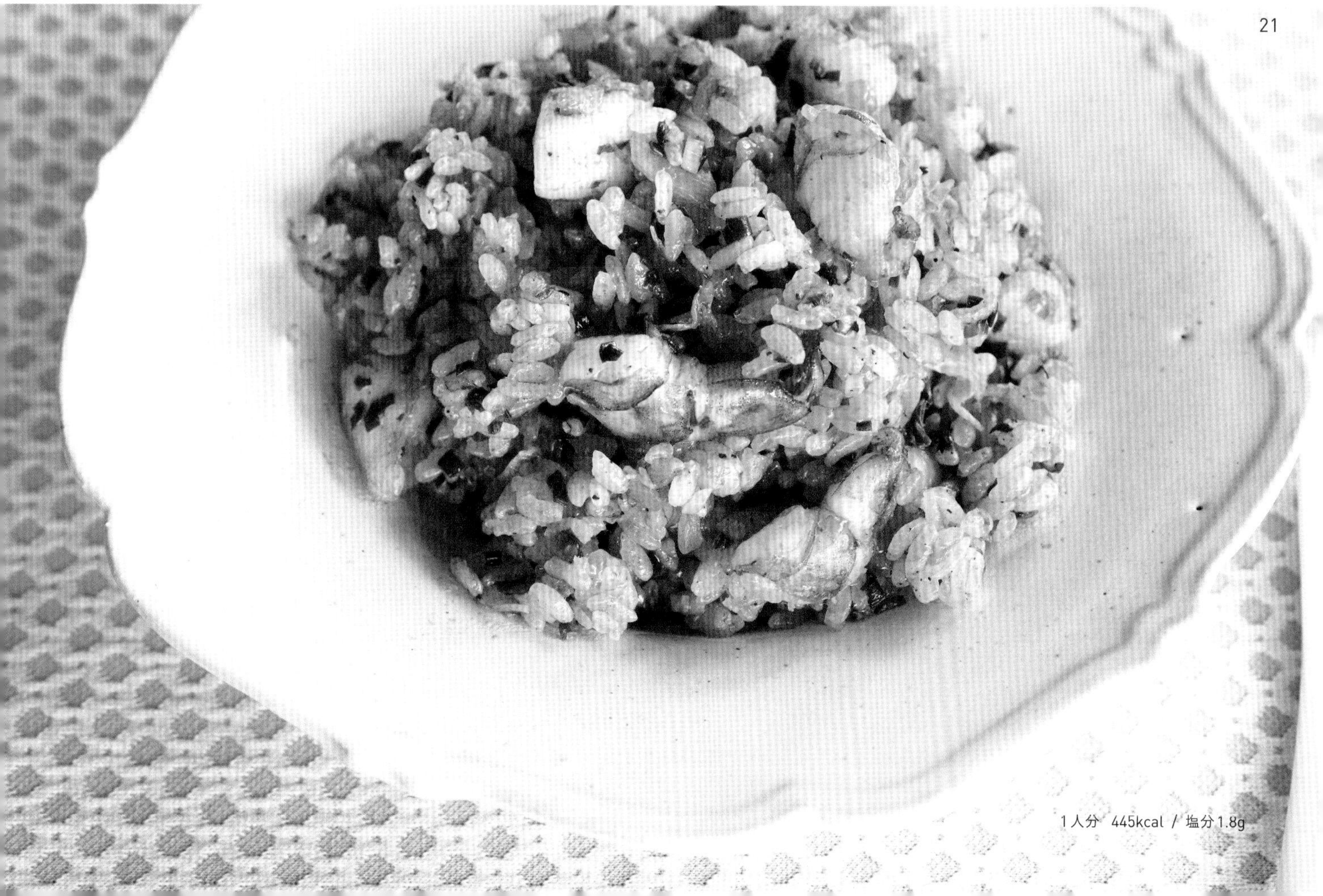

1人分 445kcal / 塩分1.8g

すべての冷えタイプに

# レンチン蒸し鶏のねぎだれがけ

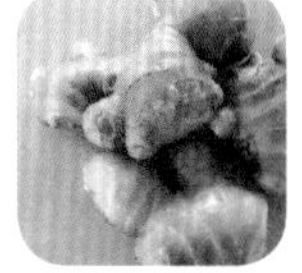
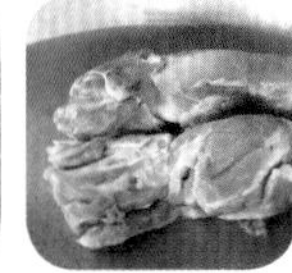

発汗させるほどの温めパワーで、冷えを体の外に追い出すねぎとしょうが。しっとり柔らかな蒸し鶏に、山椒がぴりっときいたソースがからんで、絶品！

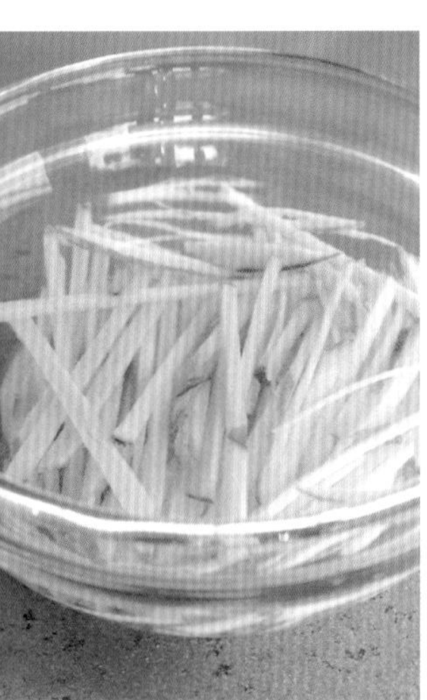
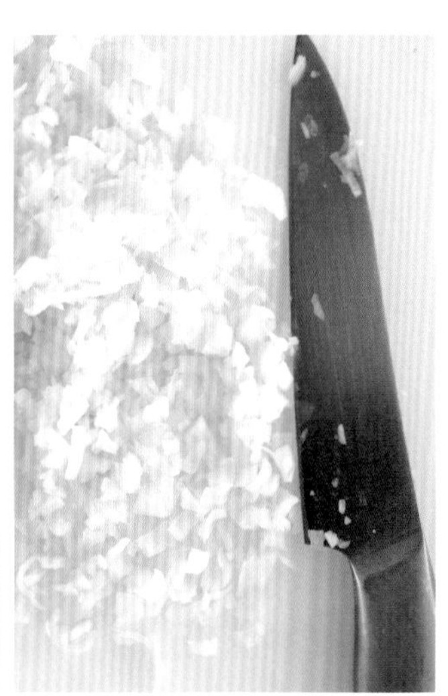

**材料｜2人分**

鶏もも肉（大）：1枚（約300g）
しょうがのせん切り
：大1かけ分
酒：大さじ1
ねぎだれ
- ねぎのみじん切り：10cm分
- 砂糖：小さじ1
- 粉山椒：小さじ1/4
- しょうゆ、酢、ごま油
：各小さじ2

**作り方**

1 鶏肉は耐熱皿にのせ、しょうがと酒をふって、ふんわりとラップをする。電子レンジで4分ほど加熱し、取り出してラップをしたまま5分ほど余熱で火を通す。

2 食べやすく切り、しょうがとともに器に盛る。小さめの器にたれの材料と**1**の蒸し汁大さじ2を入れて混ぜ、鶏肉に回しかける。

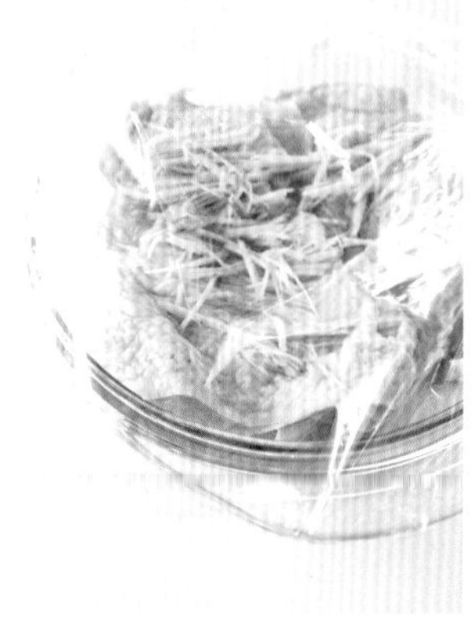
1

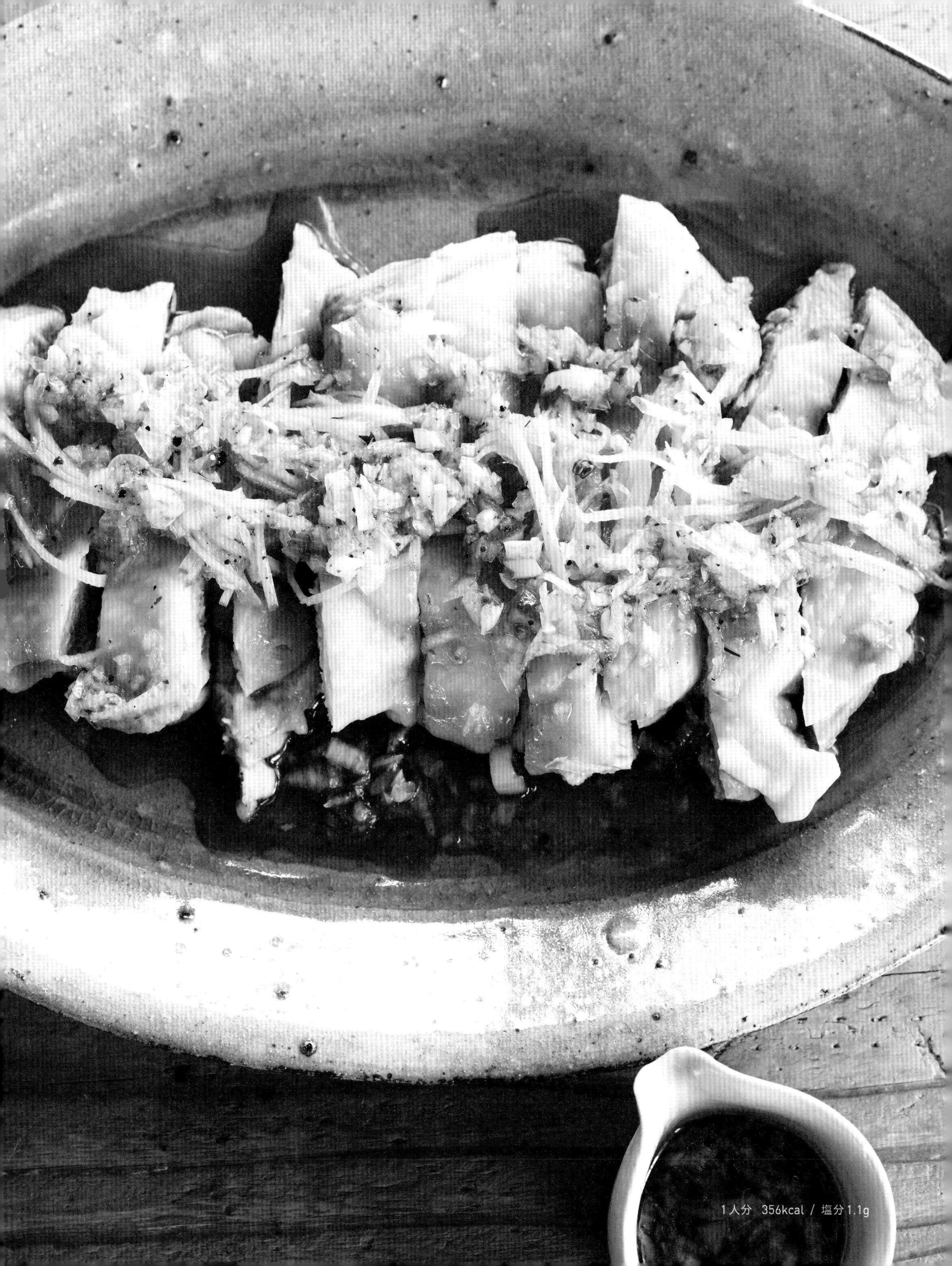

1人分　356kcal ／ 塩分1.1g

ストレス冷えに

# 鮭のほっこりかす汁

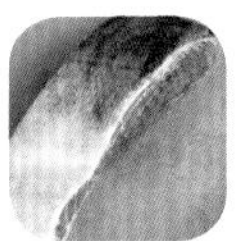

気の流れをスムーズにし、血行をよくする鮭と、体をしんから温める酒かすをふんだんに入れて。思わず「ほっ」と声がもれるようなおいしさです。

**材料｜2人分**

- 生鮭の切り身：1切れ
- じゃがいも：1/2個
- にんじん：1/3本
- ねぎの小口切り：1/5本分
- 酒かす：30g
- しょうがの薄切り：2枚
- だし汁：2カップ
- みそ：大さじ2
- 七味唐辛子：少々

**作り方**

1 酒かすは少量のだし汁でふやかしておく。じゃがいもとにんじんは皮をむき、縦4等分に切ってから、幅5mmの薄切りにする。鮭はペーパータオルで水けを拭き、一口大に切る。

2 鍋にだし汁とねぎ、**1**、しょうがを入れて中火にかける。煮立ったら火を弱め、6分ほど煮る。火を止めてみそを溶き入れ、七味唐辛子をふる。

**2**

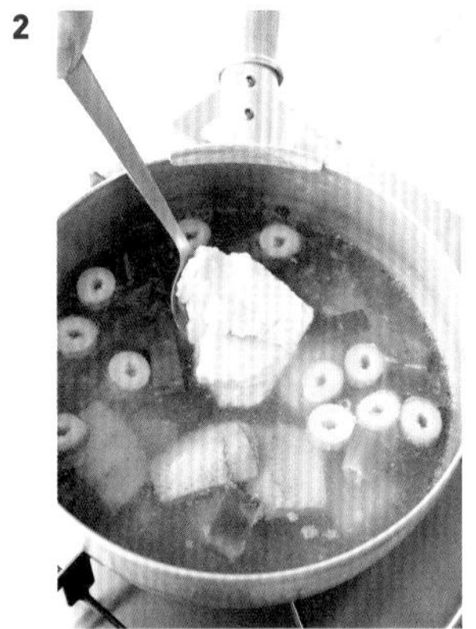



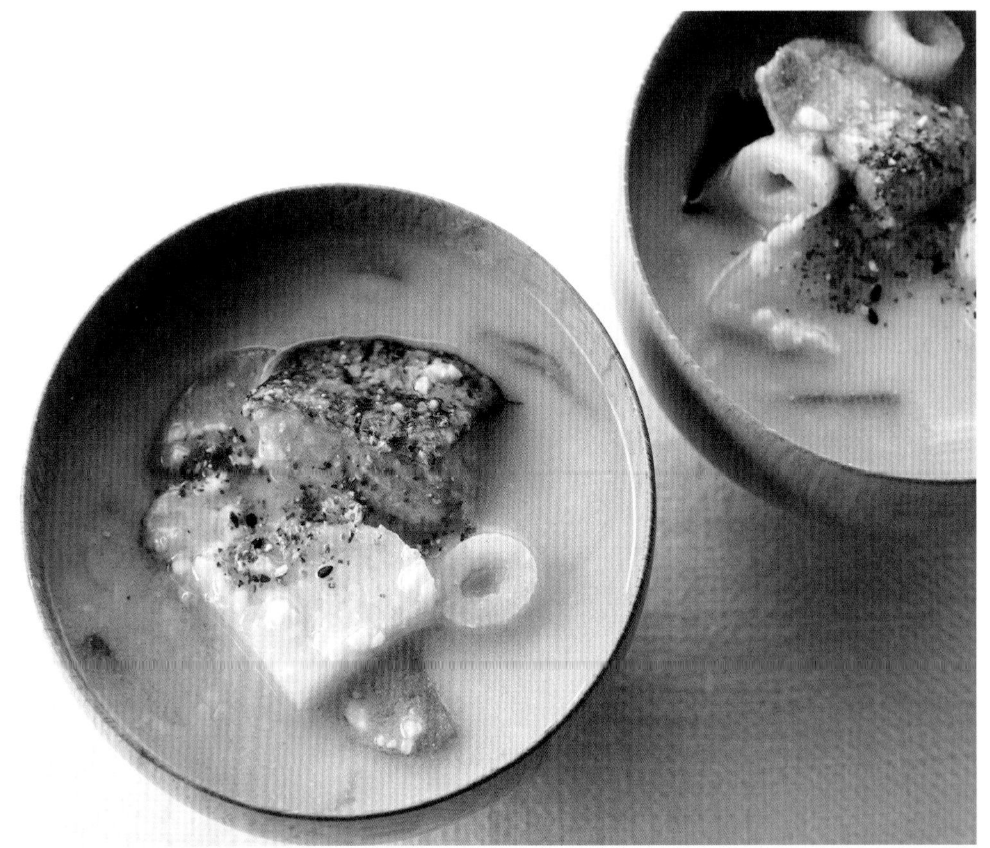

1人分 167kcal / 塩分2.6g

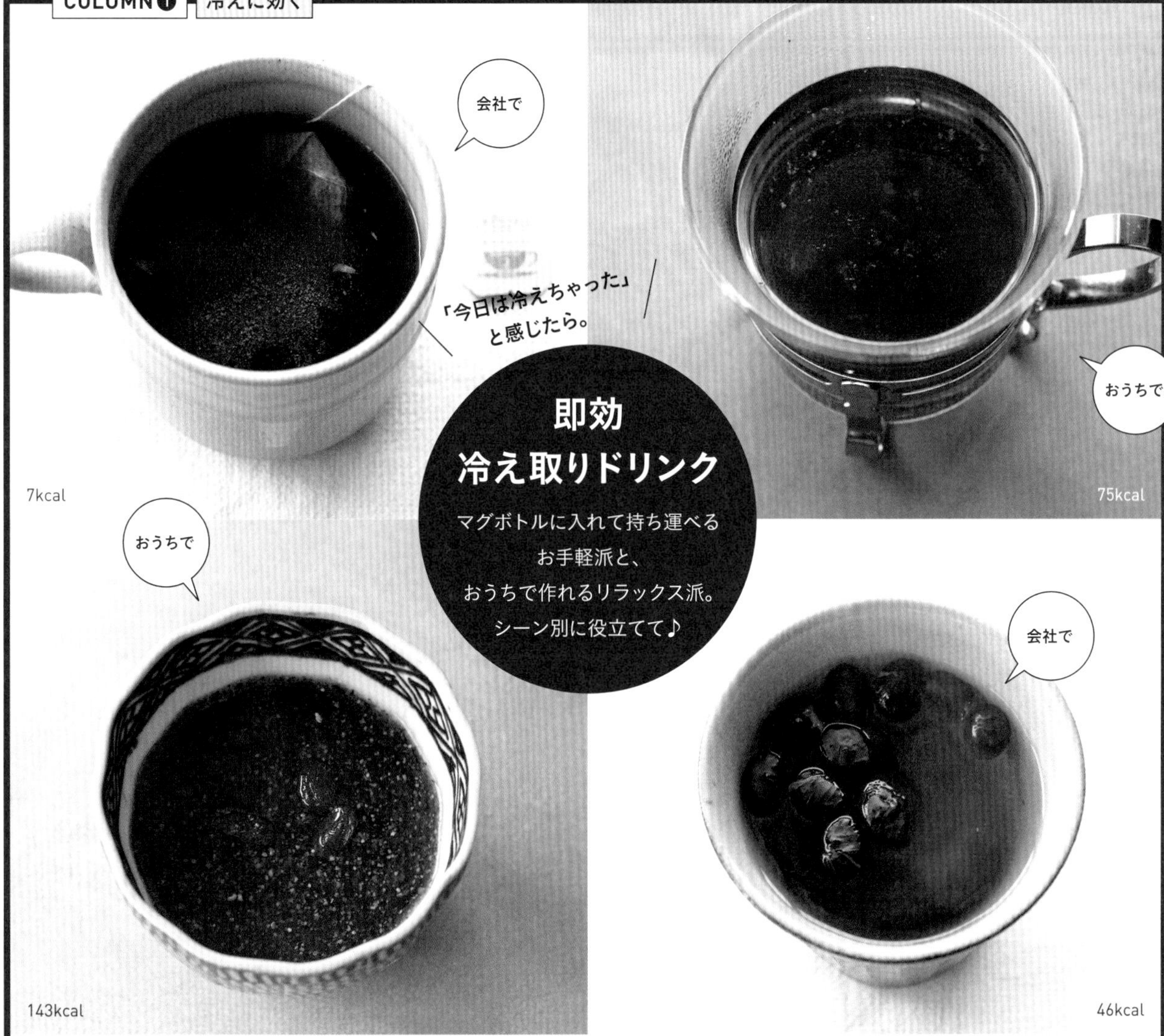

会社で

「今日は冷えちゃった」と感じたら。

おうちで

7kcal

75kcal

# 即効 冷え取りドリンク

マグボトルに入れて持ち運べるお手軽派と、おうちで作れるリラックス派。シーン別に役立てて♪

おうちで

会社で

143kcal

46kcal



全身＆内臓冷えに

温め力のある紅茶に、冷え取り素材をプラス！

## しょうがシナモンティー

**材料と作り方** マグカップに紅茶のティーバッグ1袋を入れて、湯適宜を注ぐ。しょうがのすりおろしと、シナモンパウダー各少々を加える。

ストレス冷えに

冷えて寝付けない夜のナイトドリンクに。

## ホットスパイスワイン

**材料と作り方** 小鍋にロゼワイン（甘口）1/2カップを入れて3分ほど温める。耐熱のカップに注ぎ、レモン汁と粗びき黒こしょう各少々を加える。

貧血冷えに

血を補って、体を温める黒ごまがたっぷり！

## とろとろ黒ごま茶

**材料と作り方** 小鍋に黒すりごまと砂糖各大さじ1、水3/4カップを入れて温める。煮立ったら、片栗粉小さじ1/4を加えてとろみをつける。くこの実3粒をのせる。

全身＆内臓冷えに

血流をよくし、むくみにも。

## 注ぐだけ黒豆茶

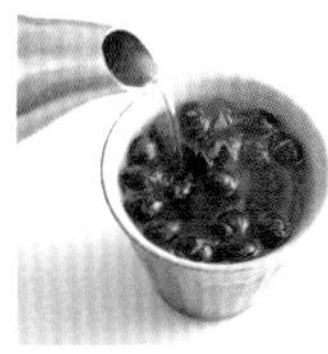

**材料と作り方** マグカップにいり黒豆10粒を入れたら、熱湯を注ぎ3分ほどおく。

＊材料はすべて1人分です。

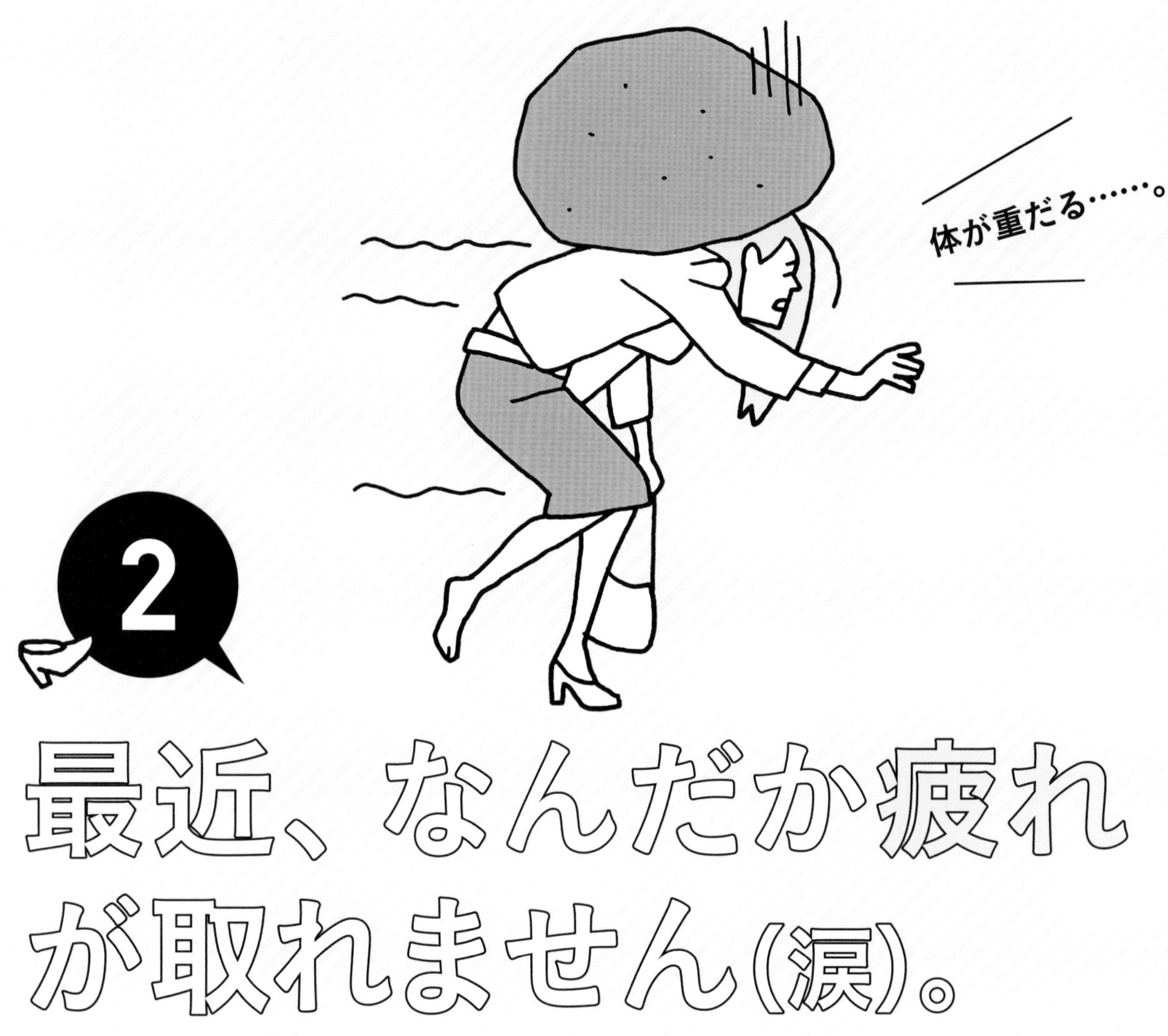


# 2 最近、なんだか疲れが取れません(涙)。



朝起きても疲れが取れない、体がだる〜い、なんとなく元気が出ない……etc.
お疲れ状態が続く原因は、体を動かす原動力の「気」がトラブルを起こしていることが多いもの。
他にも女性は年齢やストレスにより、体をうるおす水分が失われ、疲れを感じる場合があります。
それぞれのタイプに効果的な食材を積極的にとって、元気を取り戻して！

**ごはんのヒント**

1 胃腸が疲れて食欲が落ちている場合も多いので、油っこいものや消化に悪いものは避けましょう。

2 ごはん作りもなるべく簡単なものを選び、無理をしないこと。自分をいたわる気持ちが大切です。

3 食事は目からも食べるもの。お疲れの場合は、食べたい！ と直感で感じたものを少量食べても◎。

**プチ養生のヒント**

気分転換は大事ですが、激しい無酸素運動などはNG。自分なりのストレス解消法を見つけましょう。

睡眠不足や過労が続くと、ますます気が消耗し、負のスパイラルに。まずはゆっくり休養を。

## ガス欠疲れタイプ

□ もともと体力がなく、おなかも弱め
□ 最近、食欲がない
□ 気分転換をしようと思って出かけると、帰宅して、さらにどっと疲れてしまう
□ 階段を上ると、ハァハァ息切れする
□ 物忘れが多くなった
□ 寝つきが悪く、よく夢を見る

**［なんで疲れるの？］** 消化力が弱まり、体を動かすエネルギーの気力や体力をつくる栄養が吸収できていない状態！ 「気」が消耗してしまうと、食べたものをきちんと栄養に変えられなかったり、「血（けつ）」がつくれなくなったりし、慢性的な疲れの原因に。まずは胃腸の機能を高め、気や血を増やすのが先決！

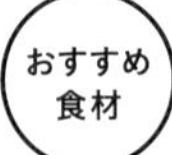


栄養を体全体に運んで消化・吸収を促し、元気の素である「気」を補ういも類や穀類、血をつくるまぐろやほうれん草などを積極的に食べて。

**長いも　豆類　きのこ類　鶏肉　卵　牛肉
えび　にんじん　黒ごま　さつまいも**

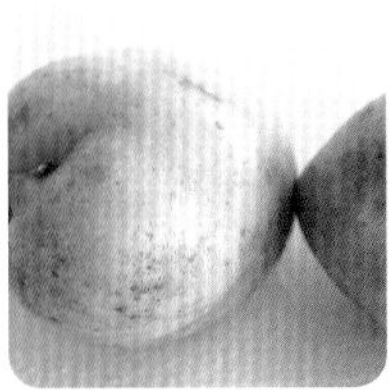

**じゃがいも**
胃腸の働きをよくする

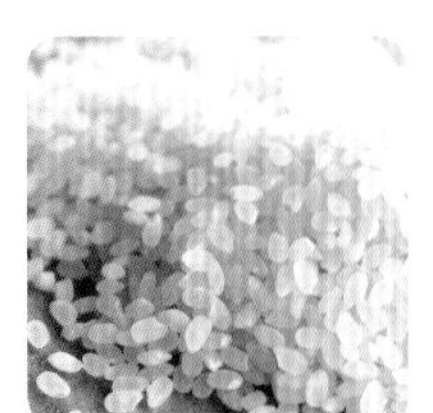

**米**
主食は気の消耗を補う

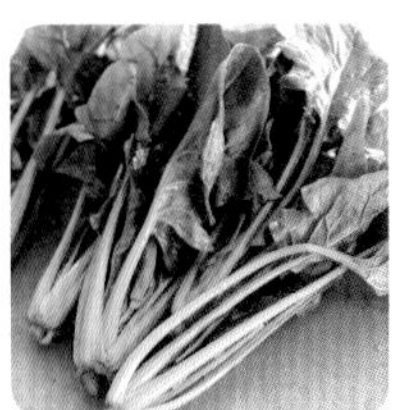

**ほうれん草**
血をつくる素になる

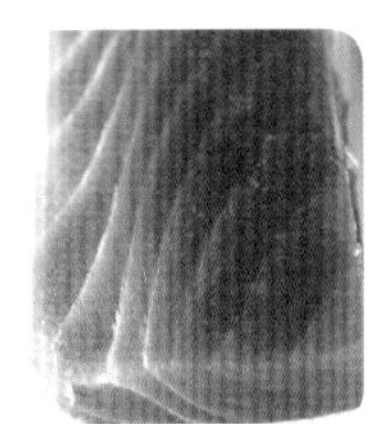

**まぐろ**
気と血の両方を補う

## オーバーヒート疲れタイプ

□ 年のせい？ なんだかイライラする（怒）
□ 肌も髪も、パサつきがち
□ 汗をかきやすくなった
□ どちらかというと、体形はスリムだ
□ めまいや耳鳴りがすることもある
□ 夜、なかなか寝つけない

**［なんで疲れるの？］** 加齢によるものやストレスで熱がこもり、体に必要なうるおいが失われているタイプ。いわば体内のラジエーターが壊れてしまっている状態！ そのために疲れが取れず、肌の乾燥やイライラが症状に出るのです。体をうるおす水分と、心を安定させる食材をとるのが必須。

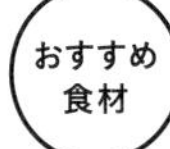


まずは体内にこもった熱をさまし、足りなくなった水分を補う食材を。気持ちを安定させる働きのある食材もいっしょに食べると、落ち着きます。

**豆腐　帆立て貝　黒ごま　あさり　白きくらげ**

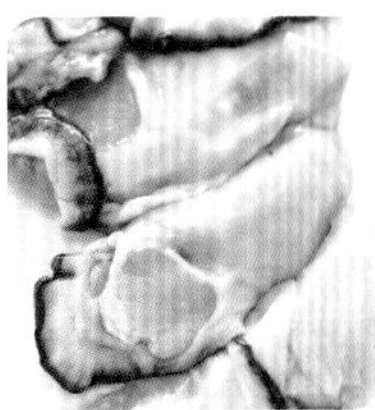

**かき**
イライラと不眠改善に

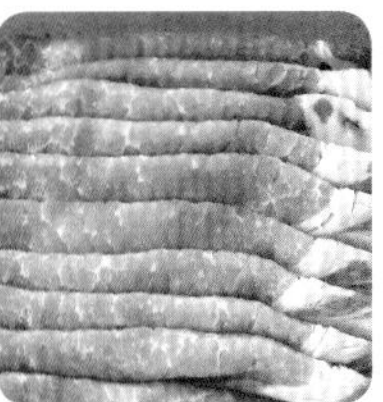

**豚肉**
疲労回復に効くビタミン$B_1$が豊富

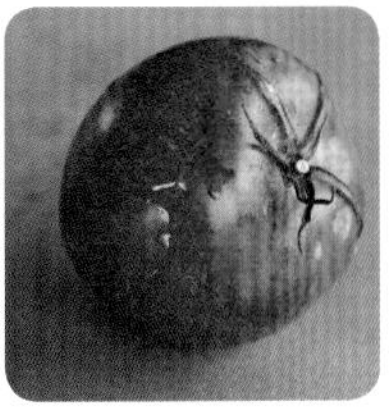

**トマト**
熱をさまし、消化を助ける

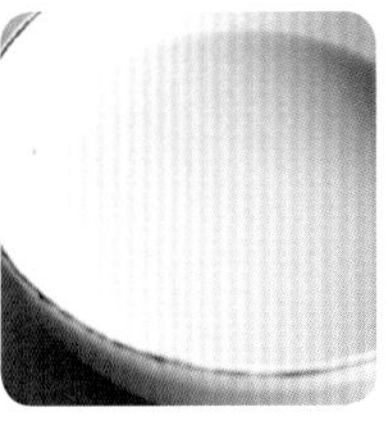

**豆乳**
体の内側と外側をうるおす

## 疲労回復に最適！ ガス欠疲れに

# MIX豆キーマカレー

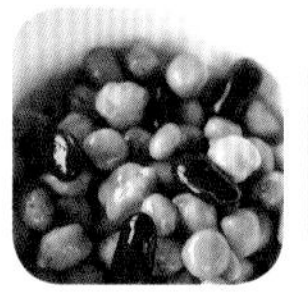
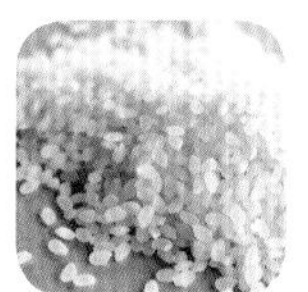

消化機能を整える豆と、気と血をチャージするひき肉入りのカレー。
炒めてさっと煮るだけの簡単ver.だから、お疲れさんでも安心です。
カレー粉のスパイシーな香りで、気のめぐりもアップ！

**材料｜2人分**

合いびき肉：120g
ミックスビーンズ（ドライパック）：120g
玉ねぎのみじん切り：1/2個分
にんにくのみじん切り：1かけ分
カットトマト缶詰(400g入り)：1/2缶
カレー粉：大さじ1
サラダ油：小さじ1

ソース
- トマトケチャップ：大さじ1
- 中濃ソース：大さじ1
- 塩：小さじ1/4
- 砂糖：ひとつまみ
- こしょう：少々

パセリのみじん切り：少々
温かいご飯：どんぶり2杯分(約400g)

**作り方**

1 フライパンにサラダ油を中火で熱し、玉ねぎとにんにくを炒める。香りが立ったら、ひき肉とカレー粉を加え、肉の色が変わるまで炒める。ソースの材料を混ぜる。

2 ミックスビーンズとソース、トマト缶を順に加えて混ぜ、5分ほど煮る。器にご飯を盛り、カレーをかけ、パセリを散らす。

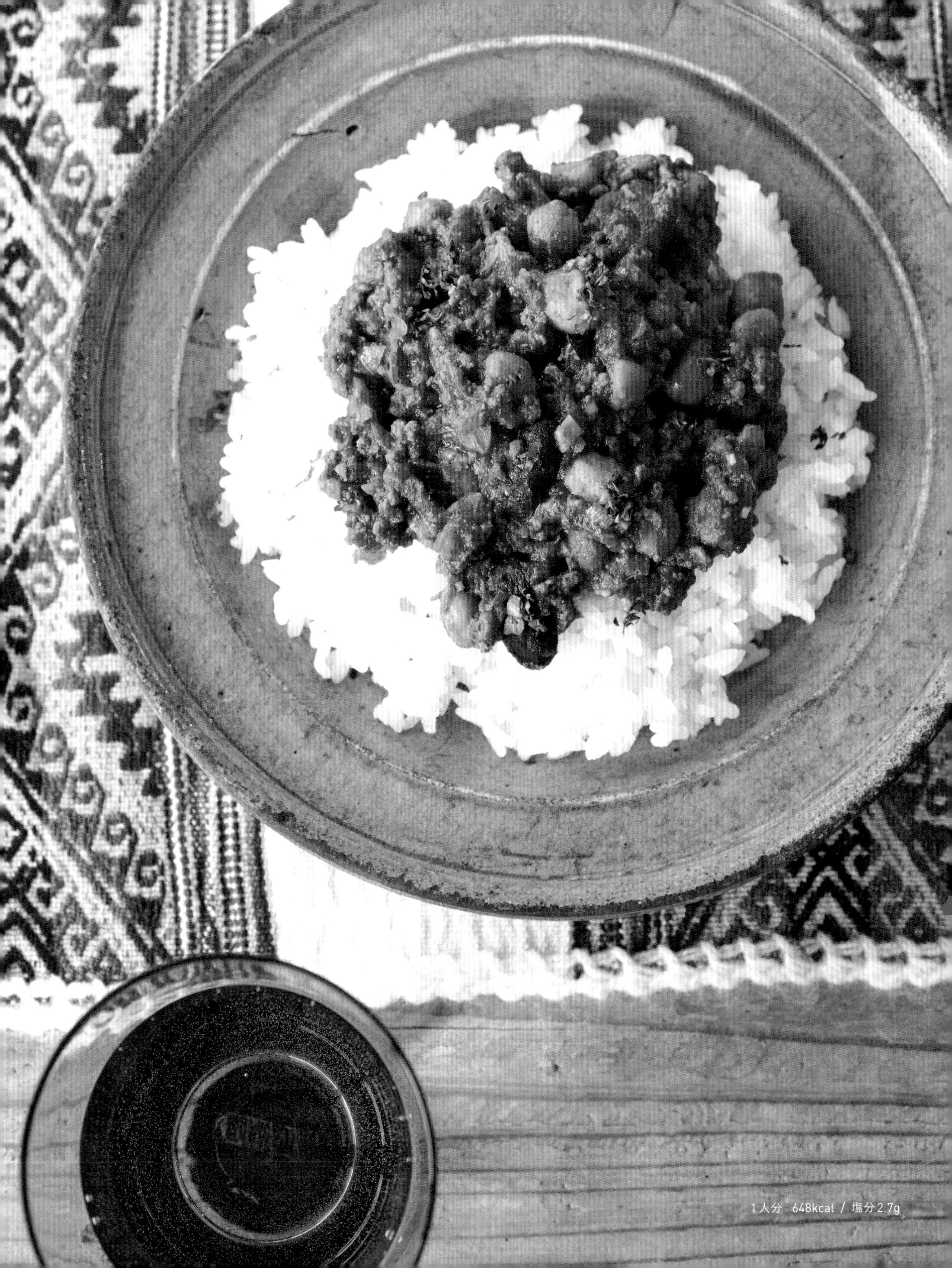

1人分　648kcal ／ 塩分2.7g

帰宅後10分で完成♪ ガス欠疲れに

# きのことウインナのマスタードソテー

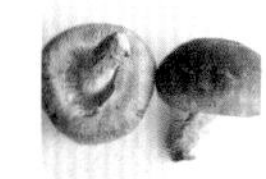

足りなくなった気を補い、疲れた胃腸を元気にするしいたけと、免疫力を上げるまいたけ。多めに作って、ストックしておくのも◎。

**材料｜2人分**

生しいたけ：3個
まいたけ：1パック（約100g）
エリンギ：1パック（約100g）
ウインナソーセージ：3本
ソース
- 粒マスタード：大さじ1
- 白ワイン（なければ酒）：大さじ2

サラダ油：小さじ1
塩、こしょう：各適宜

**作り方**

1 しいたけは軸を切り、幅5mmに切る。まいたけは食べやすくほぐす。エリンギは縦半分に切ってから、斜め薄切りにする。ウインナは幅1cmの斜め切りにする。ソースの材料を混ぜる。

2 フライパンにサラダ油を中火で熱し、きのことウインナを入れて1分ほど炒める。ソースを加えてさっと炒め、塩、こしょう味をととのえる。



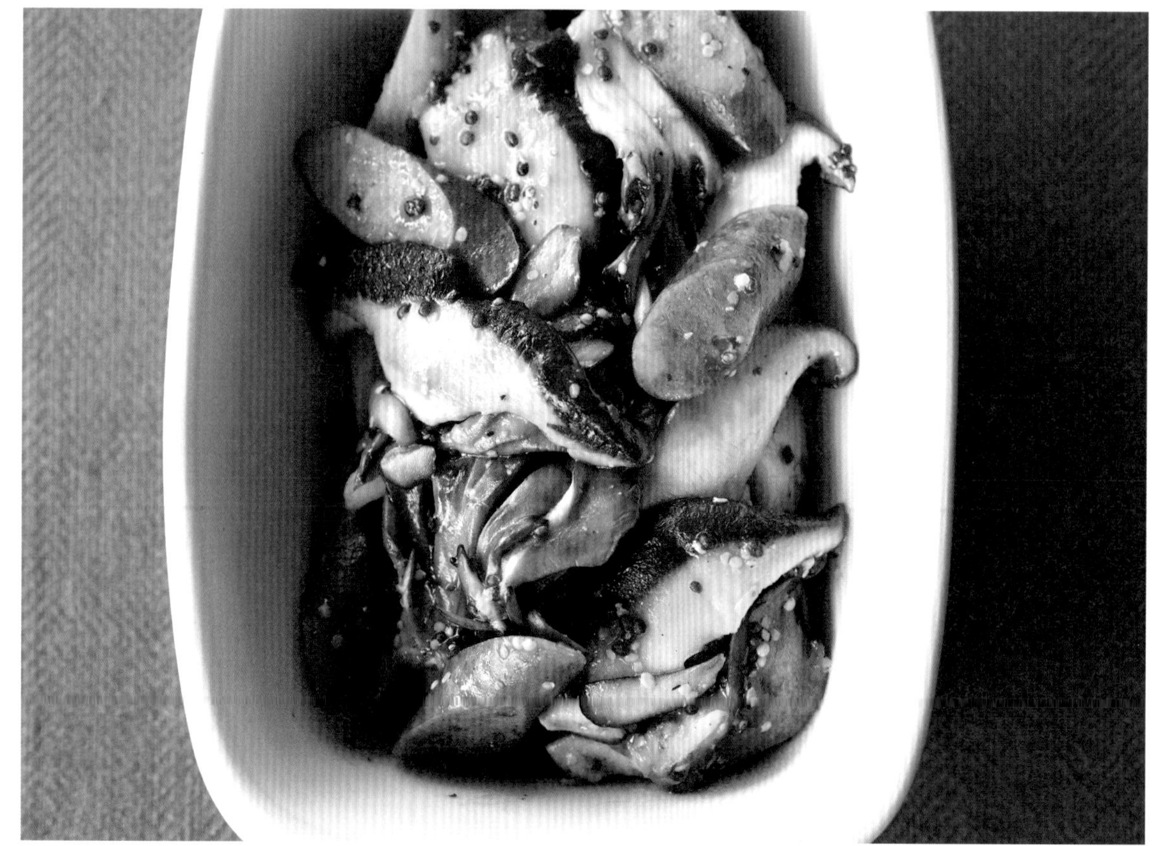

1人分　152kcal / 塩分1.1g

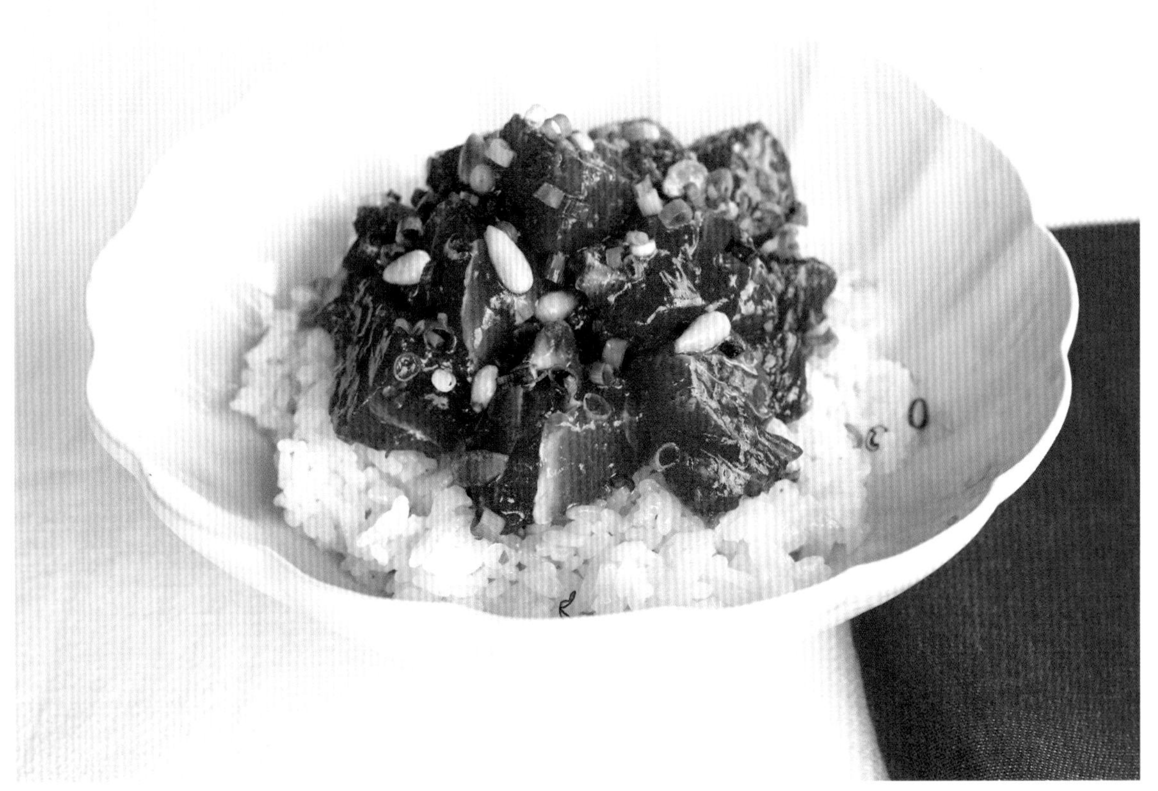



1人分 556kcal / 塩分1.5g

スタミナ＆スピードもバッチリ★ ガス欠疲れに

# まぐろのスパイシー丼

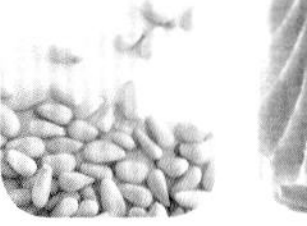
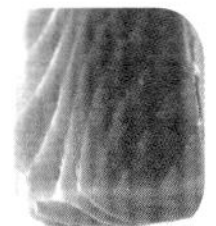

気と血の両方を補うまぐろを、エネルギーの源になる白いご飯がすすむピリ辛味で。
栄養価の高い松の実をプラスすれば、スタミナ補給も万全！

**材料｜2人分**

まぐろの刺し身
（赤身・ぶつ切り）：200g
松の実：大さじ1
万能ねぎの小口切り：少々
温かいご飯
：どんぶり2杯分（約400g）

ピリ辛だれ
- しょうがのすりおろし：1/2かけ分
- にんにくのすりおろし：1/2かけ分
- みりん、しょうゆ：各大さじ1
- ごま油：大さじ1/2
- 豆板醤（トウバンジアン）：小さじ1/4

**作り方**

1 松の実は油をひかずにフライパンに入れ、弱火でかるく色づくまでいり、粗熱を取る。ボールにたれの材料を混ぜ、まぐろと松の実を加えて混ぜる。器にご飯を盛ってまぐろをのせ、万能ねぎを散らす。

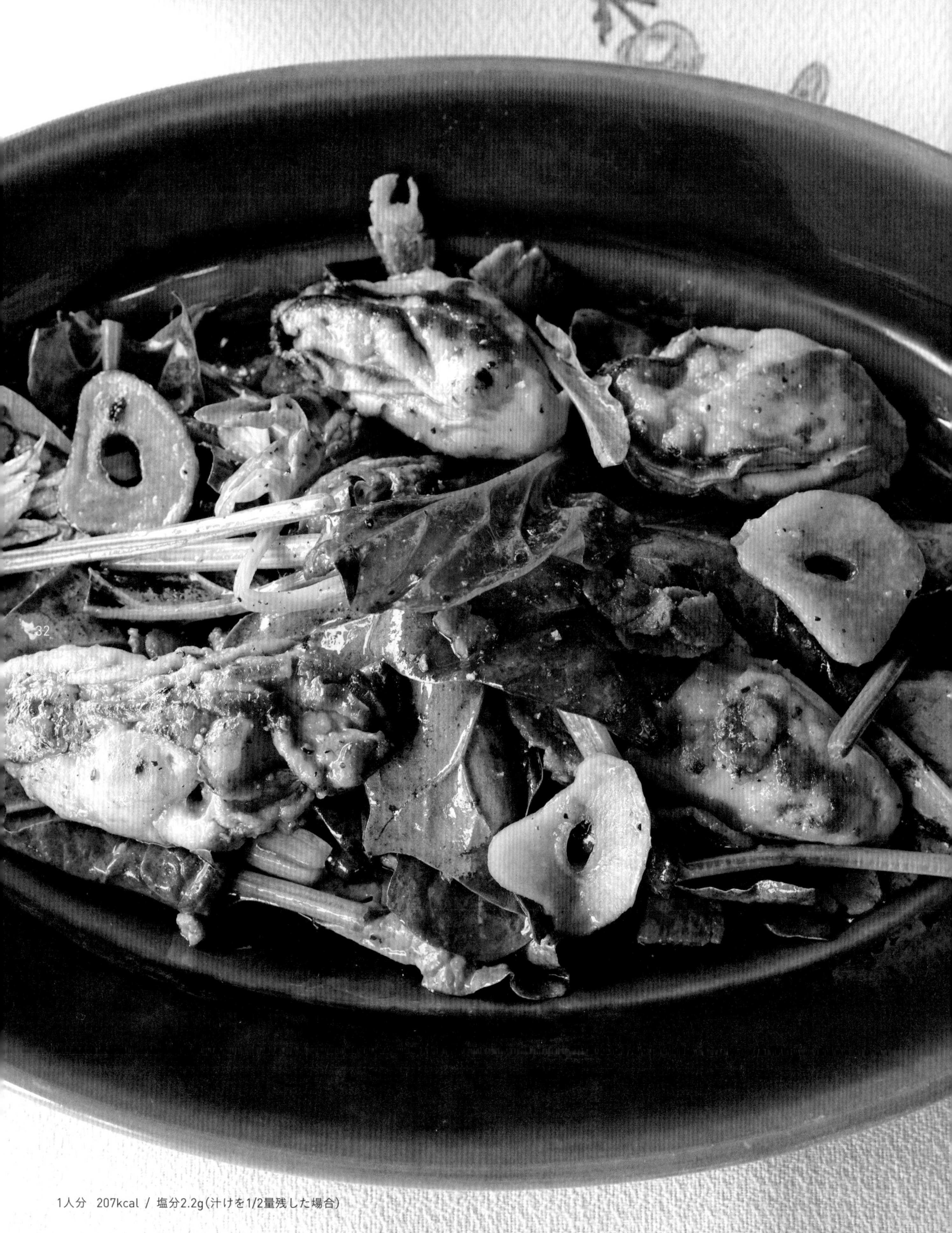



1人分　207kcal ／ 塩分2.2g（汁けを1/2量残した場合）

慢性的な疲れが続くなら 両方のタイプに

# かきとほうれん草ののっけサラダ

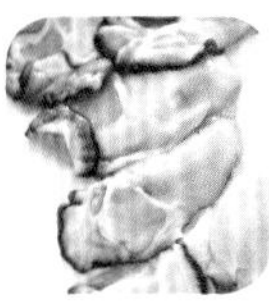
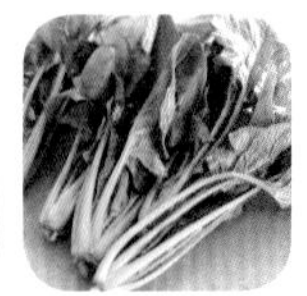

疲れからくるイライラに効くかきを、たれごとジャッ！とほうれん草にのせる豪快サラダ。かきとほうれん草は、ともに血を補うので、貧血ぎみで疲れやすい女子にも◎。見た目にも食欲をそそります。

**材料｜2人分**

かき（むき身）：100g
ほうれん草：1/2わ（約100g）
ベーコン：2枚
にんにくの薄切り：1かけ分
たれ
　酢、しょうゆ、ごま油
　：各大さじ1
　塩、こしょう：各少々
片栗粉、塩、粗びき黒こしょう、
　小麦粉：各適宜
バター：10g
酒：大さじ1

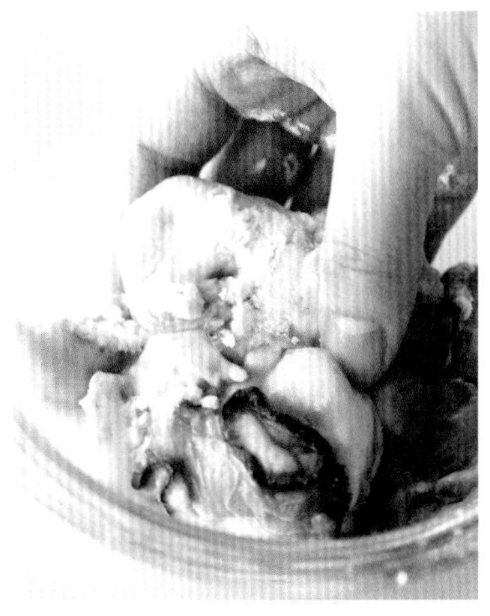
1

**作り方**

1 ボールにかきを入れて片栗粉をふり、そっともむ。汚れが出てきたら洗い、ざるに上げる。塩、粗びき黒こしょうをふり、小麦粉を薄くまぶす。ほうれん草は根元を切り、よく洗って水けをきる。長さを3等分に切り、器に盛る。ベーコンは幅1㎝に切る。たれの材料を混ぜる。

2 フライパンにバターを中火で熱し、香りが立ったら、かきとベーコン、にんにくを並べ入れる。かきに焼き色がついたら裏返す。酒を回し入れてふたをし、1分ほど蒸し焼きにする。たれを回し入れて全体をさっと混ぜ、汁ごと**1**のほうれん草にかける。

うるおい成分た〜っぷり　オーバーヒート疲れに

# 帆立ての豆乳リゾット

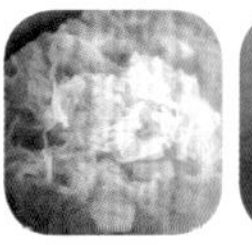
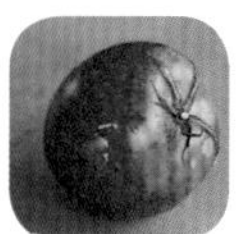

疲れの原因になる、余分な熱をさます帆立てとトマトを
体の内側からうるおす豆乳で煮た、お手軽リゾット。
帆立てはうまみたっぷりの缶汁ごと加えるのがポイント。

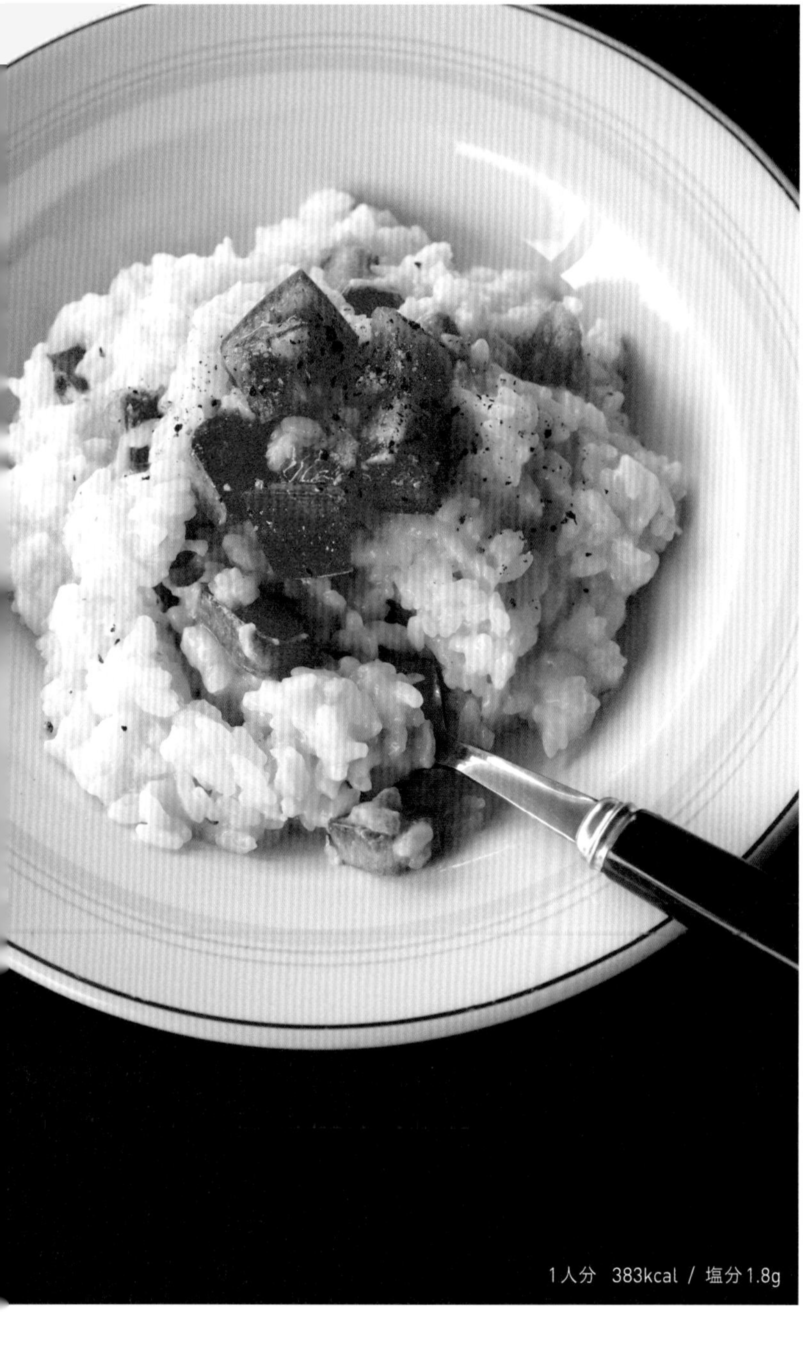

1人分　383kcal / 塩分1.8g

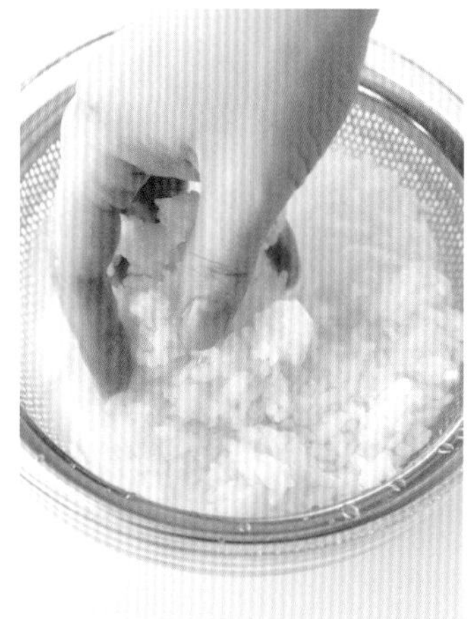

1

**材料｜2人分**

ご飯：茶碗2杯分弱（約300g）
豆乳（成分無調整）：1カップ
帆立て貝柱の水煮缶詰（70g入り）：1缶
トマトの角切り：1/2個分
バター：10g
鶏ガラスープの素（顆粒）：小さじ2
塩、粗びき黒こしょう：各適宜

**作り方**

1 ご飯はざるに入れ、流水でさっと洗い、水けをきる。鍋にご飯、豆乳、鶏ガラスープの素、帆立てを缶汁ごと入れて混ぜる。中火にかけ、3分ほど煮る。

2 バターとトマトの1/2量を加えて混ぜ、1分ほど煮る。塩、粗びき黒こしょう各少々で味をととのえる。残りのトマトをのせ、粗びき黒こしょう少々をふる。

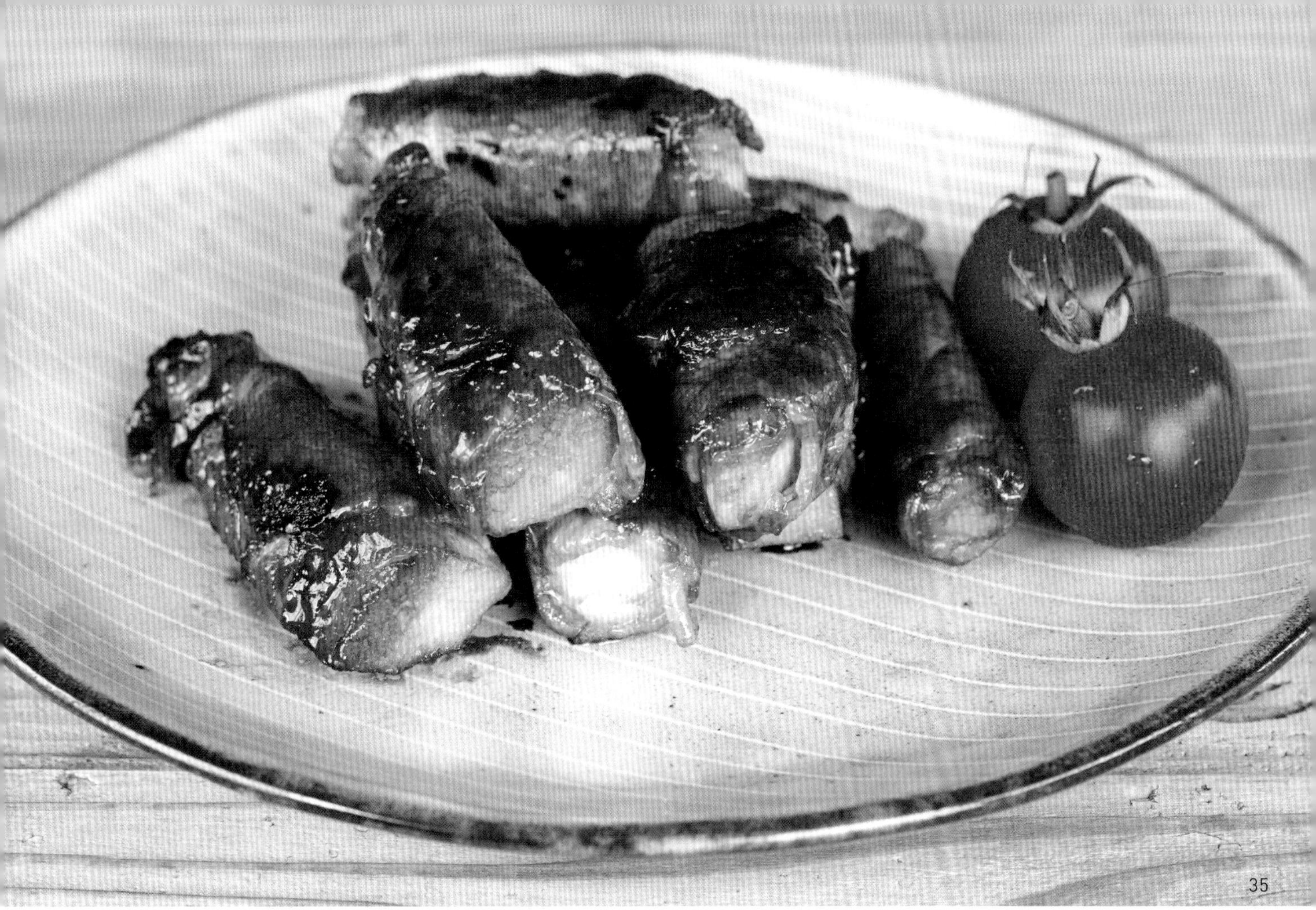

1人分　328kcal / 塩分2.7g

両方のタイプに

## 長引くだるさを解消！

# 長いもの甘辛肉巻き

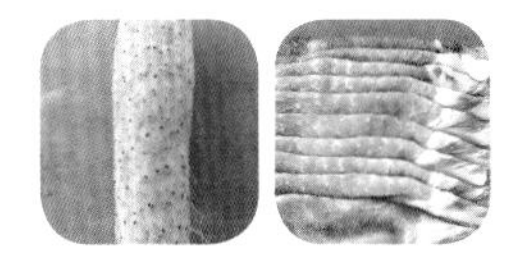

消化・吸収を促し、滋養をつける長いもを、疲労回復効果の高い豚肉で巻いた、最強メニュー。ご飯によく合う照り焼き味なので、おべんとうにもオススメ！

**材料｜2人分**

長いも：150g
豚ロース薄切り肉：8枚（約150g）
甘辛だれ
　酒、しょうゆ、みりん、水
　：各大さじ2
小麦粉：適宜
サラダ油：小さじ1
あればプチトマト：適宜

**作り方**

1 長いもは皮をむき、長さ6cm程度の8等分の棒状に切る。まな板に豚肉を縦長に広げ、小麦粉を茶こしを通して薄くふる。長いもを1切れずつ手前に横長にのせ、手前から巻く。たれの材料を混ぜる。

2 フライパンにサラダ油を中火で熱し、**1**の長いもを巻き終わりを下にして、並べ入れる。ころがしながら、焼き色がつくまで4～5分焼く。たれを回し入れ、照りが出るまで煮からめる。あればプチトマトを添える。

＼ 忙しいあなたのための ／

# スタメンお助け食材 ❼

疲れて帰りが遅くなる夜でも、おなかは減るもの。そんな日の夜ごはんには、デトックス系食材と、代謝を上げる食材を食べておくと、次の日疲れを引きずりません。忙しいあなたがストックしておくべき、7つの厳選食材をコッソリ教えます。

## [デトックス系食材]

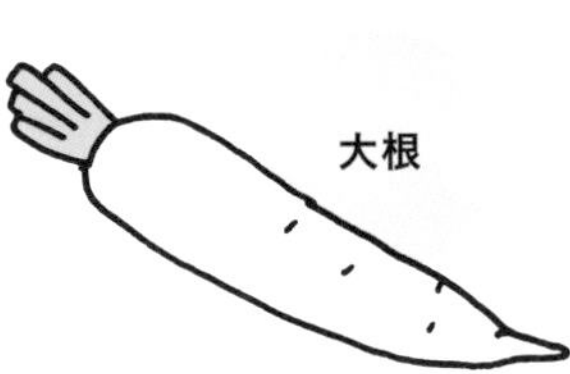


消化酵素がたっぷり含まれ、炭水化物の消化を助けます。胃もたれしているときにもgood☆。大根には体を冷やす作用もあるので、冷えぎみの人は温かい料理にするか、燃焼系食材といっしょに食べて。

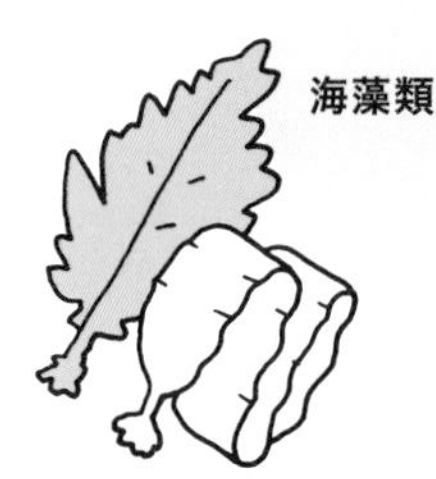


昆布やわかめなどの海藻類は、水溶性の食物繊維が豊富なので、便秘に効果が。そのためデトックス作用も抜群！　大根と同じく体を冷やすので、胃腸が弱い人や冷えぎみさんは、スープなどで食べるのがオススメ。

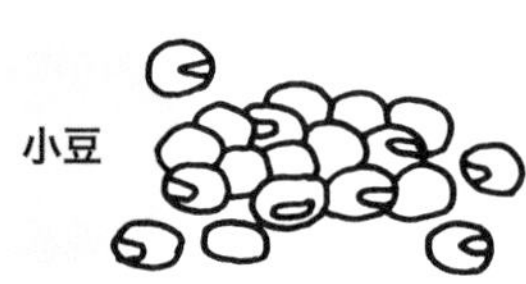


余分な湿気や熱を排出する小豆。食べすぎ＆お酒の飲みすぎで、体に老廃物がたまっている人にピッタリ。疲労に効くビタミン$B_1$も豊富です。利尿作用もあるので、むくみがちなデスクワーク女子はぜひ！

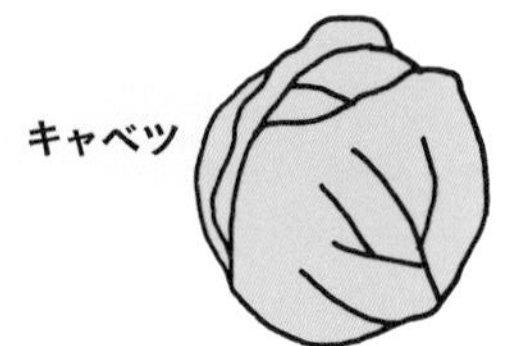


ストレスや疲れ、外食続きで弱ってしまった胃にやさしく働きかけ、機能を高めるキャベツ。胃の粘膜を保護し、老廃物を排出してくれます。体を冷やさない平性なので、夜食サラダ向き。

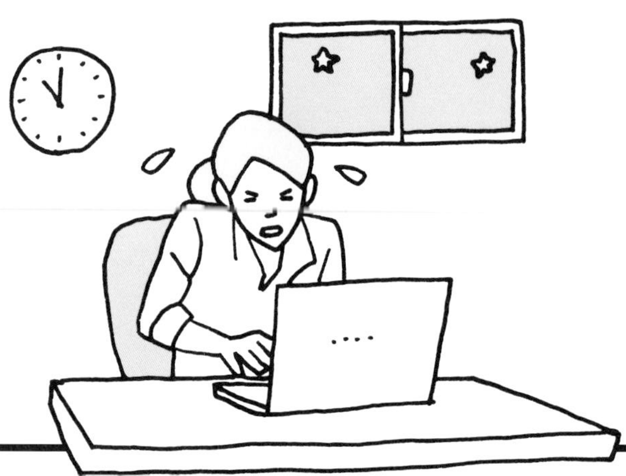

## [燃焼系食材]

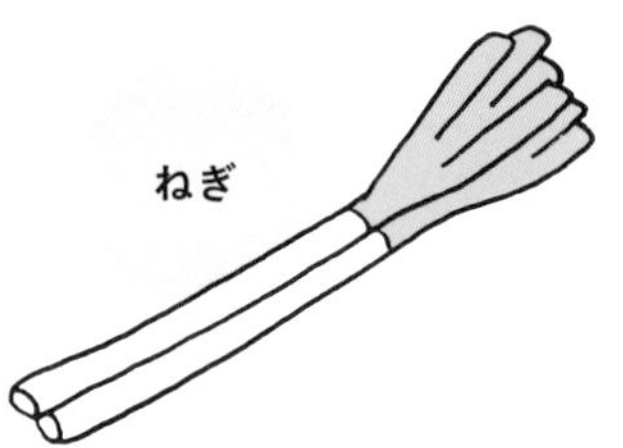


発汗を促し、悪寒のする風邪の予防にも効果的なねぎ。香りには疲労回復効果が、青い部分には「気」のめぐりをスムーズにする効果があります。体を冷やす食材の緩衝材にもなるので、常備しておくと◎。

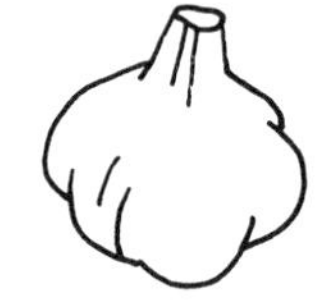


「畑の抗生物質」といわれるほど、免疫力アップや抗菌効果がバツグン！　おなかを温め、代謝を上げて血液を浄化する働きもあります。加熱して食べるとさらに効果が増すので、冷えぎみ女子は積極的に食べて。

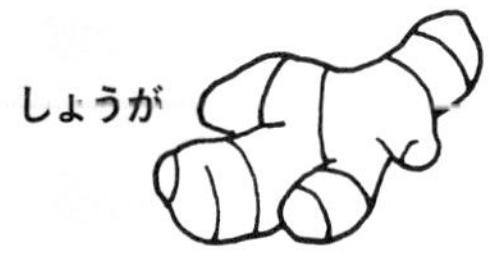


ピリッとした辛みが体を温めて汗を出し、血行をよくして代謝を上げてくれます。皮の部分に水分を排出する働きがあるので、むくみやだるさが気になる人は、皮ごとどうぞ。

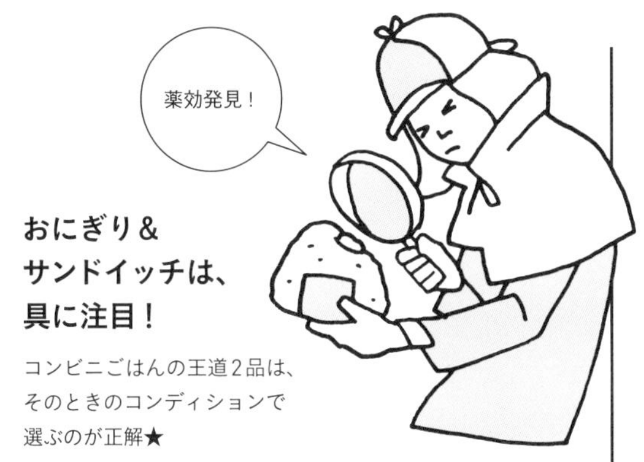


## おにぎり＆サンドイッチは、具に注目！

コンビニごはんの王道2品は、そのときのコンディションで選ぶのが正解★

とにかく疲れている→おかか（「血」を補い、胃腸を丈夫に）

冷えている→鮭（体を温め、血行促進効果が！）

食欲がない→梅（唾液の分泌をよくし、整腸作用もある）

肌の乾燥＆髪のパサつきが気になる→卵サンド
（体の内側、外側両方をうるおす）

元気が出ない→チキン照り焼きサンド
（おなかから温め、パワーアップしてくれる）

イライラする→野菜サンド
（体にこもった熱をさまし、胃腸を整える）

## おつまみコーナーは光り輝く宝石箱★

疲れて肌のくすみが気になる。そんなときは迷わずおつまみコーナーへgo!　茎わかめ、裂きいか、貝ひものくん製など「海のもの」のおつまみは、女性ホルモン力アップに役立ちます。アンチエイジングが気になる人は、生命力や気力を養うナッツ類や甘栗をかごへIN。

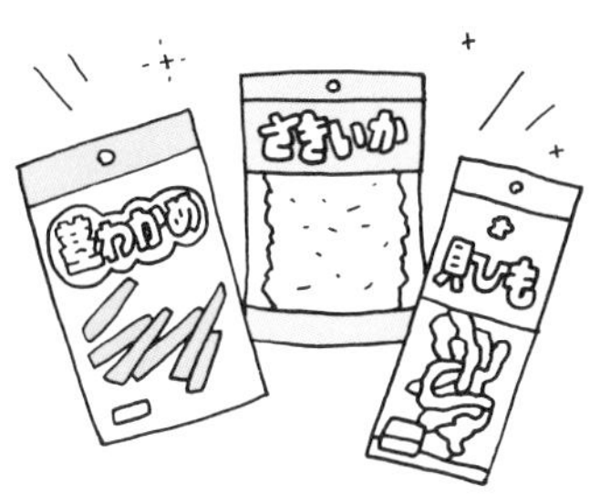


## コンビニ麺、隠れた薬効ありマス

疲労回復には滋養強壮に優れた牛肉とエネルギーを高める豚肉、いいとこどりのミートソースが最適。イライラやむくみが気になるときは、精神を落ち着かせて、水分代謝を上げるあさり入りのボンゴレを。おなかのトラブルが気になるなら、消化をよくするそばを選んで。

## お酒は、目的別に賢く選ぶべし！

ビール、サワーなどの水割り系以外は、温め効果があるお酒。日本酒や焼酎は血流をアップさせるので冷えが気になる人に、ワインはよりリラックスしたい人向け。腸の調子を整えるなら、マッコリなど乳酸菌発酵のものが◎。

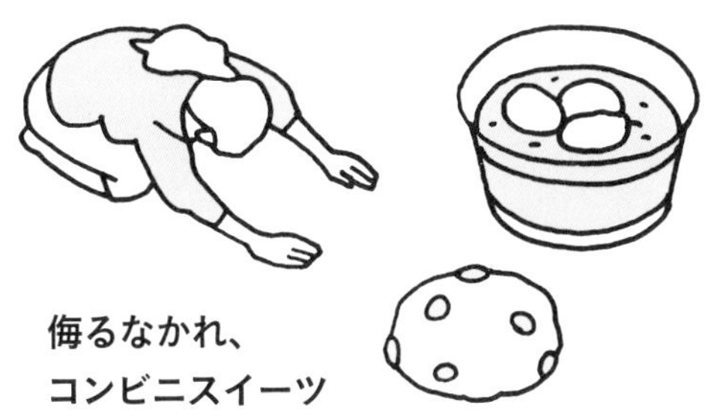

## 侮るなかれ、コンビニスイーツ

疲れて甘いものが食べたい。それなら疲労に効く「小豆」入りのぜんざいや、ホルモン力を上げる「黒豆」を使った大福など和風スイーツを選んで。種類豊富なカップヨーグルトには、体の水分を補い、腸の働きをよくする効果が。髪や肌のパサつきが気になるときもgood!

## 冷え症女子は、青魚の缶詰を

コンビニで必ず目にする缶詰類。なかでもさんまやさば、いわしなどの「青魚」の缶詰は、体の栄養となる血を増やし、めぐりをよくしてくれます。安くて保存もきき、味のバリエも豊富なので、ぜひストックしておいて。

＼それでも疲れた夜は……／

# コンビニごはんで、プチ食養生。

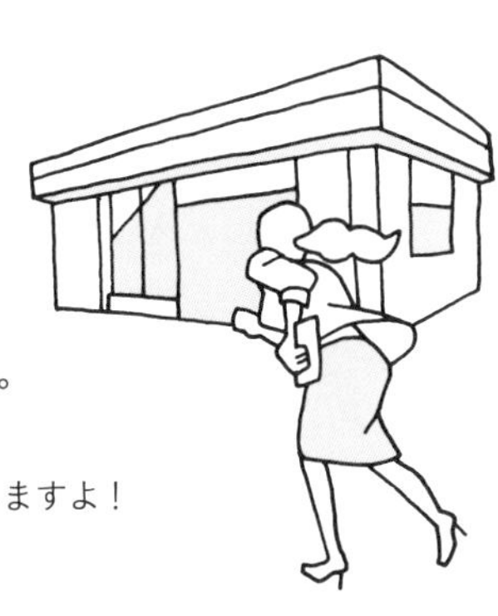

クタクタに疲れてしまった日は、無理に料理をせず、外ごはんに頼るのもアリ。
ここでは身近なコンビニごはんで、プチ不調を改善する方法をお教えします。
食材の持つパワーを賢く利用すれば、コンビニごはんも立派な養生食に変身しますよ！

# ええ、長いんです♡ 便秘歴。

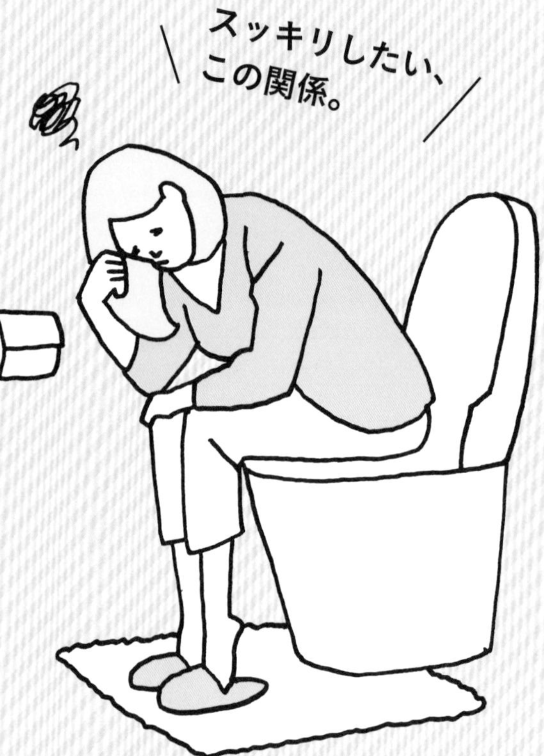


いろいろと試してはいても、じつは自分に
合わない間違った対策をしていることで、
症状を悪化させている人が多い便秘。
便秘が長引くと、体に老廃物や毒素をため込む
ことになり、肌荒れなどの原因につながります。
便秘薬に頼らず、健康的にお通じをよくするには、
ごはんを見直すのが一番の近道。
自分に合った正しい対策で、
スッキリ快腸生活を手に入れましょう！



**ごはんのヒント**

1 「外食続き便秘」タイプは、手早く作れて腸の熱をさますサラダなどもgood。逆に「冷え冷え便秘」タイプは、とにかく温かいものを食べるのが大事。P14〜の「冷え」のレシピは全般的におすすめです。「バテぎみ便秘」タイプは、消化によいものを作りましょう。

2 すべてのタイプによく効くのが、夜寝る前と朝起きたときに、はちみつ小さじ1杯をなめる「ワンスプーンはちみつ」。ぜひお試しを！

**プチ養生のヒント**

毎朝同じ時間にトイレに入るなど、毎日の生活習慣の中でお通じのリズムを整えるのも効果大。

## 外食続き便秘タイプ

□ 肉食女子とは、私のこと。
　油っこいものも、お酒も大好き♡
□ 野菜はあまり食べません
□ 大人ニキビができやすい
□ おなかが張って、ゲップがよく出る
□ 便は乾燥して、固め
□ のどが渇くので、
　つい冷たいものを飲みがち
□ おしっこの量は少なめで、色が濃い

**[なんで出ないの？]** 肉や辛いものの食べすぎ、お酒の飲みすぎで、腸に熱がこもり、乾燥してしまっています。乾燥によって腸の水分が足りず、便が固くなることで滑りが悪くなり、出にくくなるのが原因！

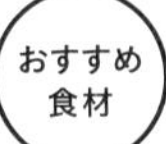


まずは腸内の余分な熱をさます食材と、腸にうるおいを与えてくれる働きを持った食材を積極的に食べて。

**ほうれん草**
**白菜　きゅうり**
**すいか　きのこ類**
**セロリ　長いも**
**バナナ　はちみつ**

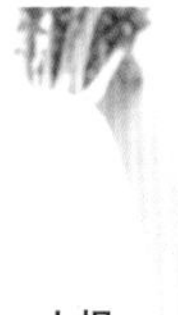

こもった熱を排出する

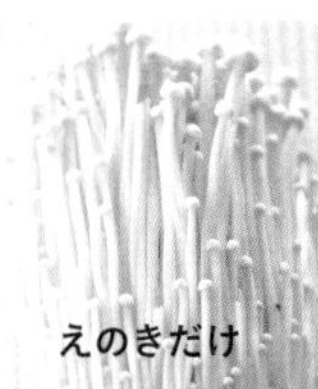

腸のぜん動運動を促す

## バテぎみ便秘タイプ

□ 便はコロコロしている
□ どちらかというとやせ型。
　でも、おなかはぽっこり（涙）
□ 最近仕事や家事に追われて、
　疲れがたまっている
□ 肌や髪のパサつきが気になる
□ いきむと、めまいや動悸がする
　ことがある
□ 口の中がよく乾く

**[なんで出ないの？]** 慢性的な疲れや病み上がりなどで、腸をうるおす働きのある「血（けつ）」が不足してしまっています。産後や生理前後の女性がなる場合も多く、いきんで便を押し出す力がなくなっていることも！

**おすすめ食材**

腸をうるおす血と「水」を補ってくれる食材と、バテて動きが悪くなってしまった、腸の動きを促す食材をとるのがベター。

**黒きくらげ**
**黒ごま**
**ほうれん草**
**まぐろ　ナッツ**
**長いも**

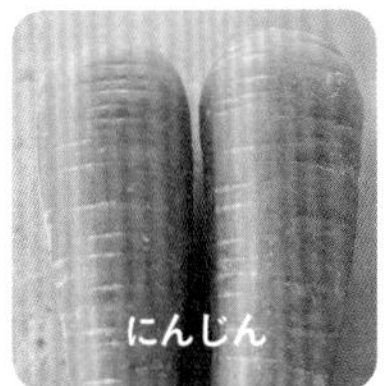

血をつくり、消化力を上げる

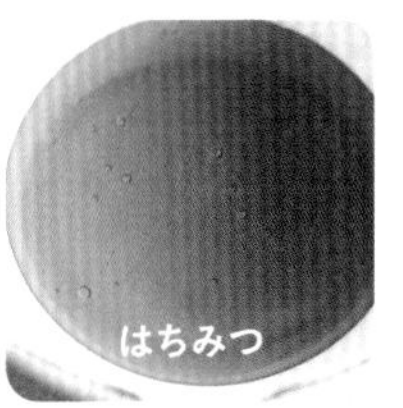

腸内をうるおす

**意外と多い！**

## 冷え冷え便秘タイプ

□ グリーンスムージーは
　もちろん試したが、まったく効果ナシ
□ 2～3日お通じがないのは、当たり前
□ おなかをさわると、ひんやり冷たい
□ 顔色は青白い
□ 冷たいものや生ものをとりがち
□ いざいきんでみても、
　なかなか便が出ない

**[なんで出ないの？]** 最近の若い女性にいちばん多いのがこのタイプ。冷えによって腸の動きが鈍くなり、食べたものを消化できず、便が出せなくなっています！　体を冷やすグリーンスムージーは避けるのが正解。

**おすすめ食材**

とにかく温めパワーのある食材を食べ、胃腸を活性化させましょう。腸をうるおす適度な油分もうまく取り入れて。

**しょうが　にんにく**
**赤唐辛子　鶏肉**
**かぼちゃ　黒砂糖**
**シナモン**

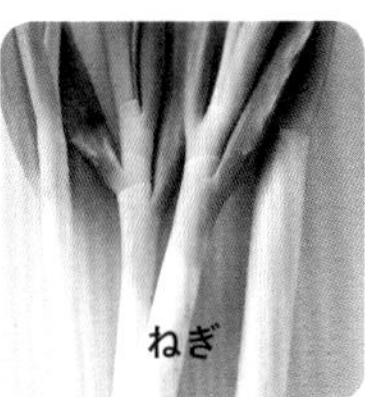
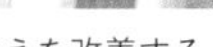

腸の冷えを改善する

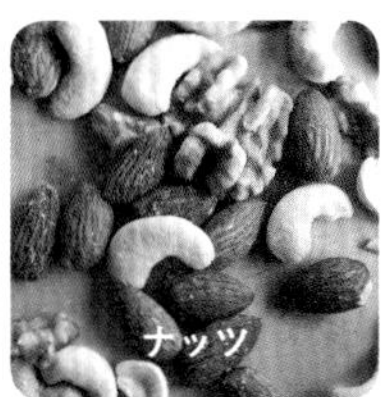

腸の粘膜の潤滑油になる

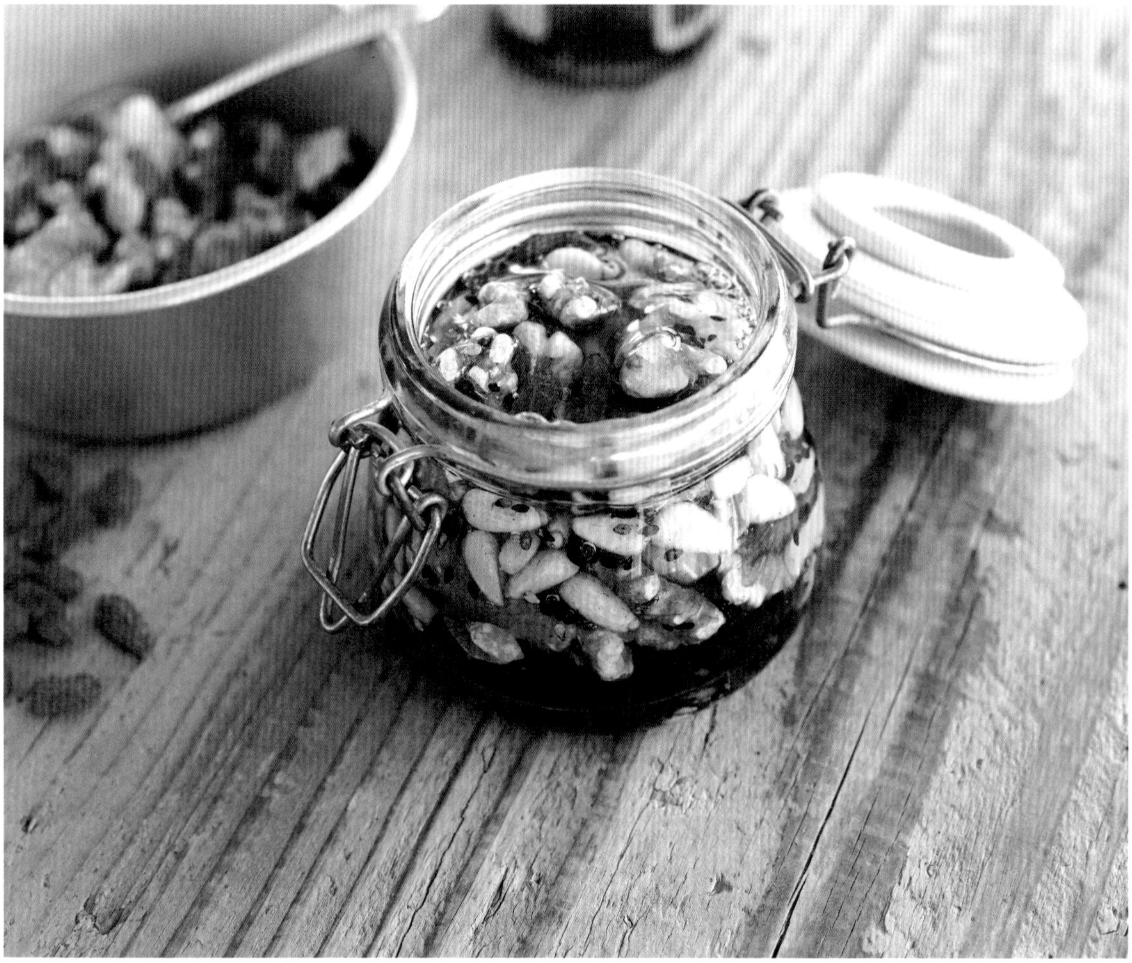

1/4量で　224kcal / 塩分0.1g

ワンスプーンでできる快腸習慣　すべてのタイプに

# 万能はちみつナッツ

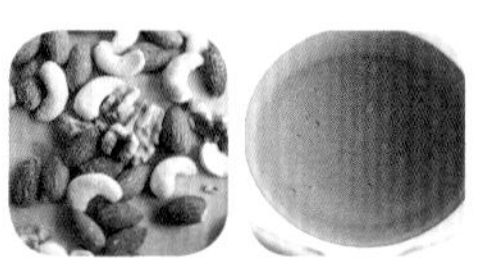

腸をうるおす潤滑油＝ナッツと水分を与えるはちみつが食べられる、便秘の特効薬！
パンにヨーグルトに、ちょいたしして毎日こまめに食べれば、便秘解消につながります♡

**材料｜作りやすい分量**

ミックスナッツ：50g
黒いりごま：大さじ2
はちみつ：1/2カップ
あれば松の実：10g
あればくこの実：大さじ1

**作り方**

1 ミックスナッツ、黒いりごま、あれば松の実は、油をひかずにフライパンに入れ、弱火でかるく色づくまでいる。粗熱を取ったら保存容器に入れ、あればくこの実を加える。はちみつを加えて、よく混ぜる。

★煮沸消毒したふたつきの保存用器に入れれば、常温で2週間もちます。好みのドライフルーツを入れてもおいしい！

腸にこもった熱をさます 外食続き便秘に

# 快腸★漬けものスパ

大根を使ったたくあん、野沢菜、貝割れ菜は、どれも腸にこもった熱をさまし、健やかなお通じを促します。じつは食物繊維豊富なスパゲティでめしあがれ♪

材料｜2人分

スパゲティ：160g
たくあん：40g
野沢菜漬け：40g
プチトマト：4個
貝割れ菜：1/2パック
めんつゆ（3倍希釈タイプ）：大さじ1
バター：15g
オリーブオイル：小さじ2
白いりごま：少々
塩、こしょう：各適宜

作り方

1 鍋に湯1.6ℓを沸かしはじめる。プチトマトはへたを取り、縦半分に切る。貝割れ菜は根元を切り、長さを半分に切る。野沢菜は幅1cmに、たくあんは5mm角に切る。湯が沸いたら塩小さじ2（分量外）を加え、スパゲティを袋の表示より1分短めにゆではじめる。

2 フライパンにオリーブオイルを中火で熱し、野沢菜とたくあんを入れて1分ほど炒める。ゆで上がったスパゲティをゆで汁大さじ1とともに加え、めんつゆとバターを加えて大きく混ぜる。塩、こしょうで味をととのえる。白いりごまをふり、貝割れ菜をのせ、プチトマトを添える。

2
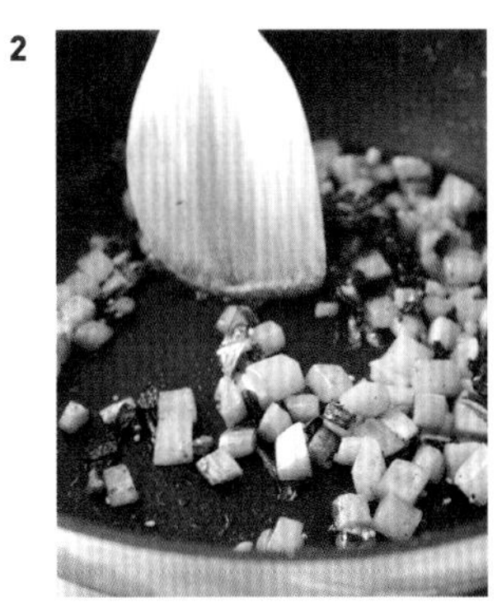

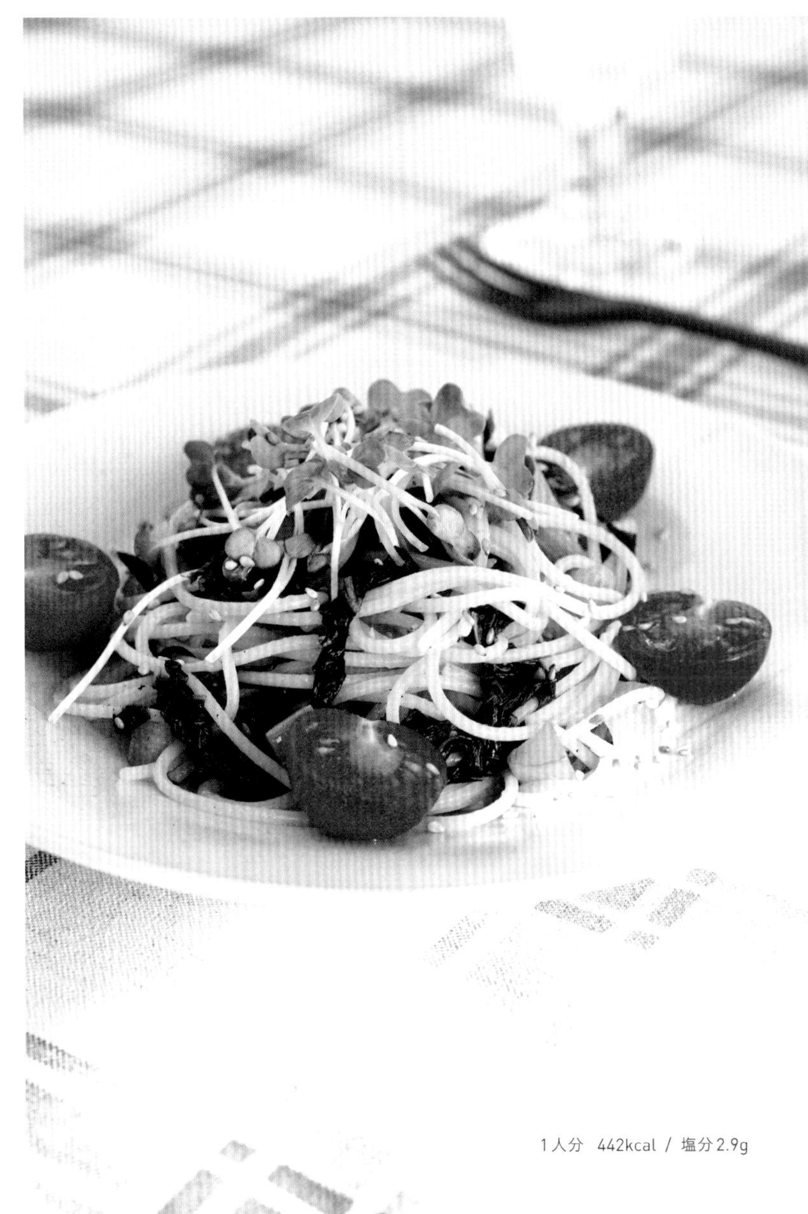

1人分 442kcal / 塩分2.9g

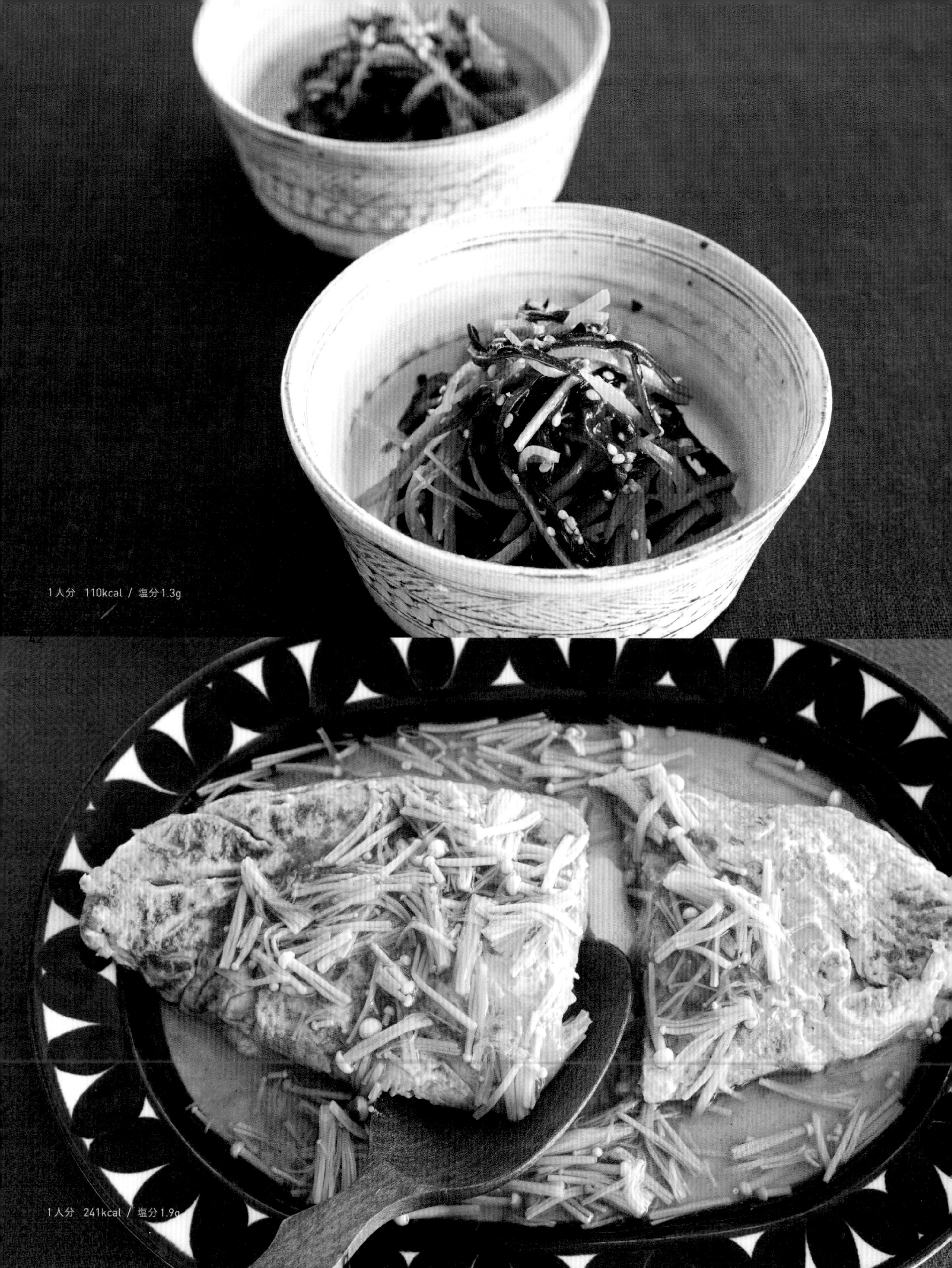

1人分　110kcal / 塩分1.3g

1人分　241kcal / 塩分1.9g

ぽっこりおなかがスッキリ！ バテぎみ便秘に

# 黒きくらげとにんじんのナムル

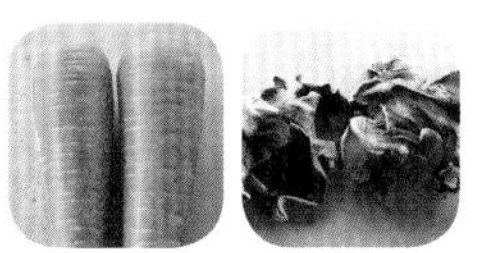

ともに腸をうるおし、動きをスムーズにする「血(けつ)」を補う作用があるにんじんと黒きくらげ。きくらげのコリコリした食感が、いいアクセントに。

**材料｜2人分**

にんじん：1/2本
黒きくらげ(乾燥)：7g
白いりごま：大さじ1
ナムルだれ
- にんにくのすりおろし：少々
- しょうゆ：大さじ1
- みりん：大さじ1/2
- ごま油：大さじ1

**作り方**

1 黒きくらげは水に10分ほどつけてもどし、さっと洗って、細切りにする。にんじんはせん切りにする。たれの材料をボールに混ぜる。

2 小鍋に湯を沸かし、にんじんと黒きくらげを入れて、さっとゆでる。ざるに上げて水けをきり、たれのボールに加える。白いりごまを加えて混ぜる。

2
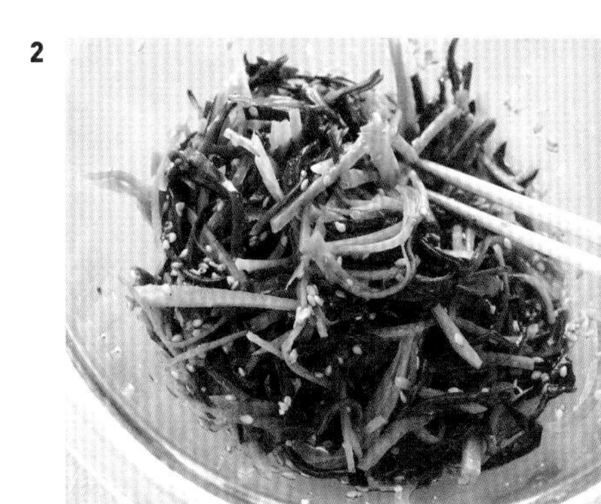

おなかがグルグル動きだす 外食続き＆バテぎみ便秘に

# えのきあんかけオムレツ

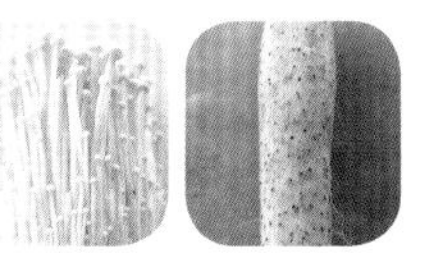

オムレツをふわとろ食感にする長いもには、腸内をうるおすパワーが。腸のぜん動運動を促すえのきをいっしょに食べれば、便秘にテキメン！

**材料｜2人分**

長いも：100g
えのきだけ：1/3袋(約30g)
溶き卵：4個分
あん
- しょうが汁：少々
- だし汁：1/2カップ
- 片栗粉：小さじ1
- しょうゆ、みりん：各大さじ1/2
- 塩、こしょう：各少々
- 水：大さじ1

塩、こしょう：各少々
サラダ油：小さじ2

**作り方**

1 えのきだけは根元を切り、長さを3等分に切る。長いもは皮をむき、溶き卵のボールにすりおろす。塩、こしょうを加えて混ぜる。直径20cmのフライパンにサラダ油を中火で熱し、卵液を流し入れる。菜箸で混ぜ、半熟状になったら端に寄せ、木の葉形にまとめて器に盛る。あんの材料を混ぜる。

2 フライパンの汚れをさっと拭き、えのきだけとあんの材料を入れて混ぜる。中火にかけ、絶えず混ぜながらとろみをつけ、オムレツにかける。

2
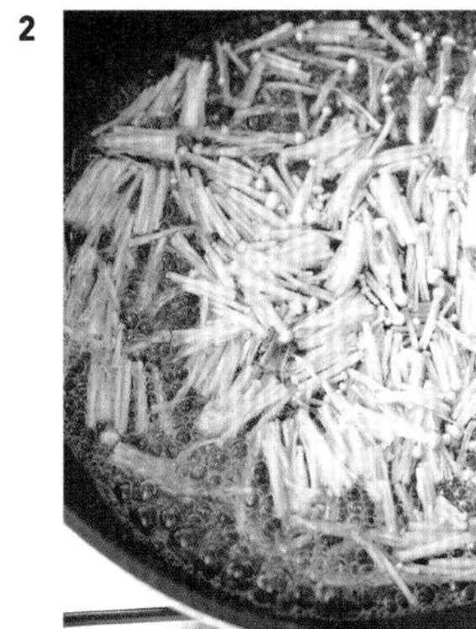

冷え腸をじんわり温める 冷え冷え便秘に

# えびとねぎのピリ辛炒め

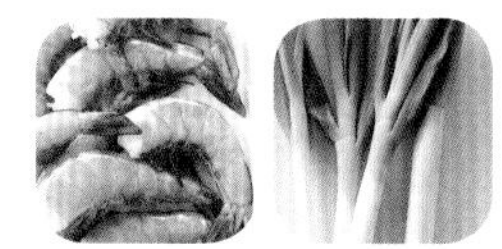

温め食材のえび、ねぎ、しょうがのコンボで、冷えて動きの悪くなった腸に働きかけます。お通じの滑りをよくするナッツと合わせれば、パワフルな効き目が！

**材料｜2人分**

えび(殻つき)：12尾(約200g)
ねぎ：2本
しょうがのみじん切り：1かけ分
ミックスナッツ：20g
ピリ辛だれ
- 酒、オイスターソース：各大さじ1
- 豆板醤(トウバンジアン)：小さじ1/4

サラダ油：小さじ2
塩：少々

**作り方**

1 えびは殻をむいて尾を取り、背に1本切り目を入れる。背わたがあれば取り、塩をふる。ねぎは青い部分も幅1cmの斜め切りにする。たれの材料を混ぜる。

2 フライパンにサラダ油を中火で熱し、しょうが、えび、ミックスナッツ、ねぎを順に加えて炒める。えびの色が変わったら、たれを加えて1分ほど炒める。

2

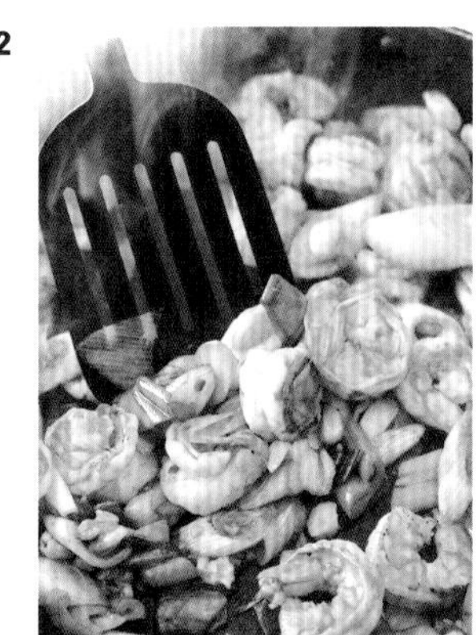



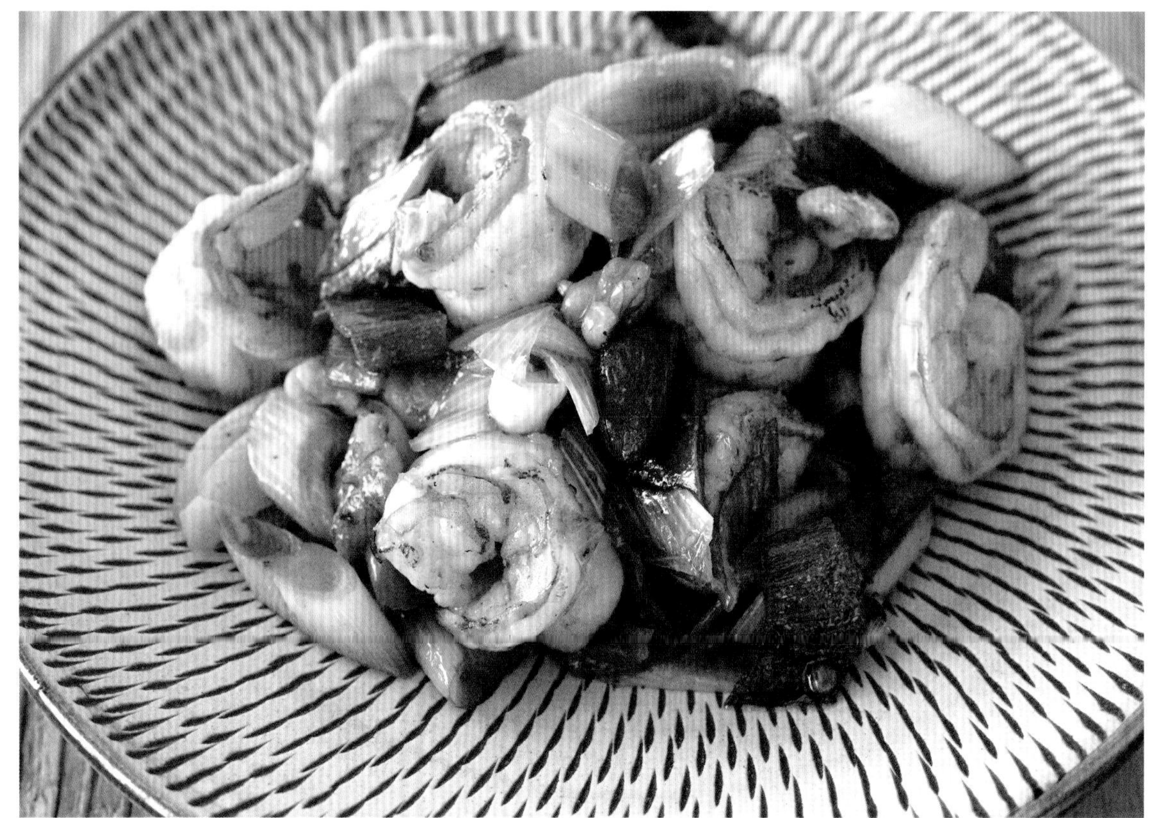

1人分　196kcal / 塩分1.9g

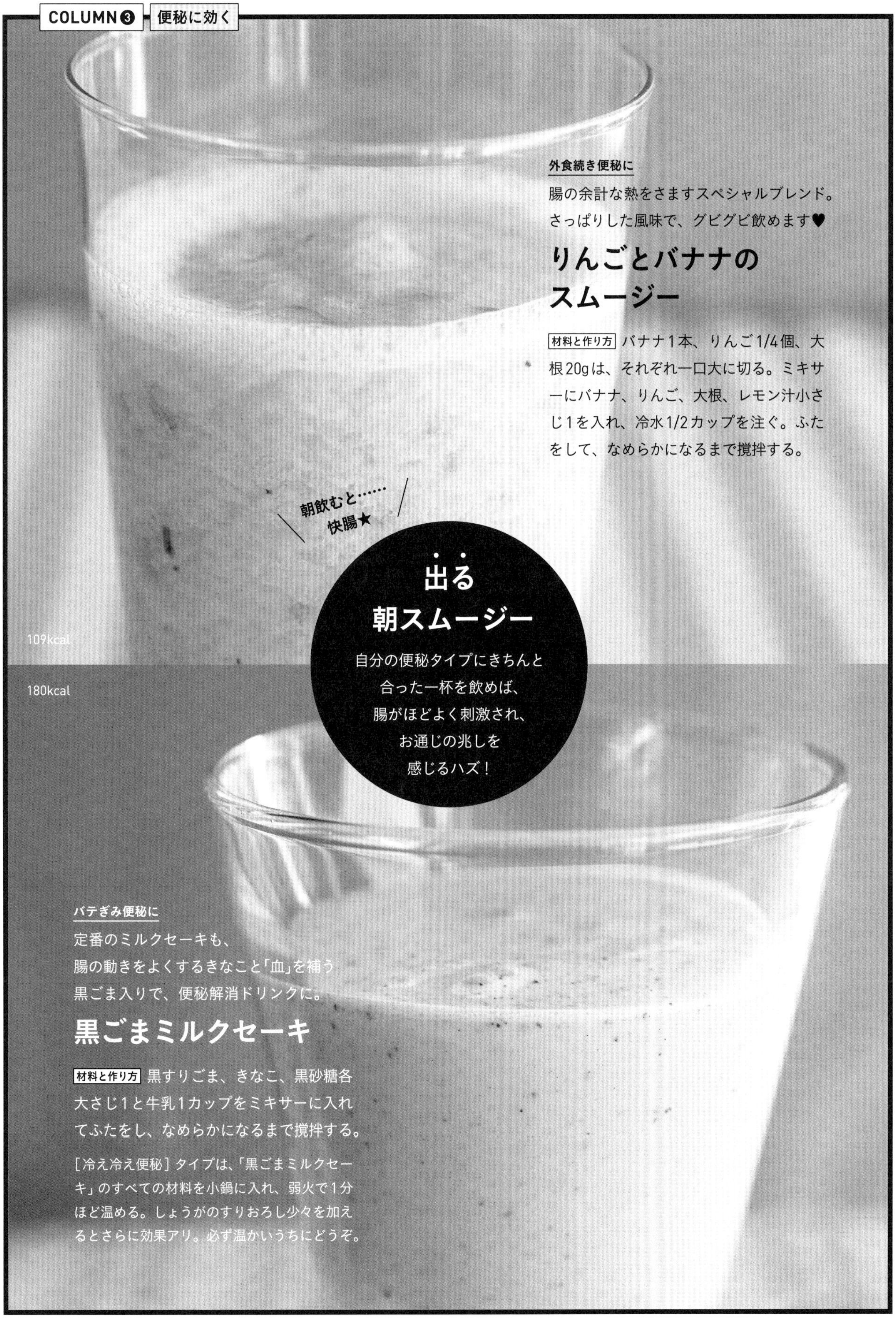

外食続き便秘に

腸の余計な熱をさますスペシャルブレンド。
さっぱりした風味で、グビグビ飲めます♥

## りんごとバナナのスムージー

材料と作り方 バナナ1本、りんご1/4個、大根20gは、それぞれ一口大に切る。ミキサーにバナナ、りんご、大根、レモン汁小さじ1を入れ、冷水1/2カップを注ぐ。ふたをして、なめらかになるまで撹拌する。

朝飲むと……
快腸★

# 出る朝スムージー

自分の便秘タイプにきちんと
合った一杯を飲めば、
腸がほどよく刺激され、
お通じの兆しを
感じるハズ！

109kcal

180kcal

バテぎみ便秘に

定番のミルクセーキも、
腸の動きをよくするきなこと「血」を補う
黒ごま入りで、便秘解消ドリンクに。

## 黒ごまミルクセーキ

材料と作り方 黒すりごま、きなこ、黒砂糖各大さじ1と牛乳1カップをミキサーに入れてふたをし、なめらかになるまで撹拌する。

［冷え冷え便秘］タイプは、「黒ごまミルクセーキ」のすべての材料を小鍋に入れ、弱火で1分ほど温める。しょうがのすりおろし少々を加えるとさらに効果アリ。必ず温かいうちにどうぞ。

＊材料はすべて1人分です。

4

# 最近、ちょっと太ったかも。

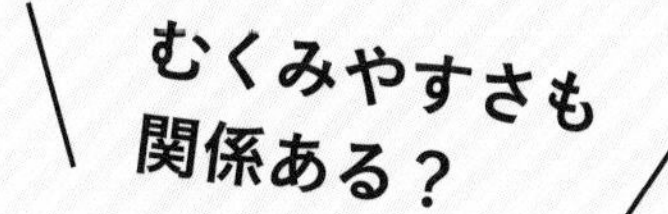


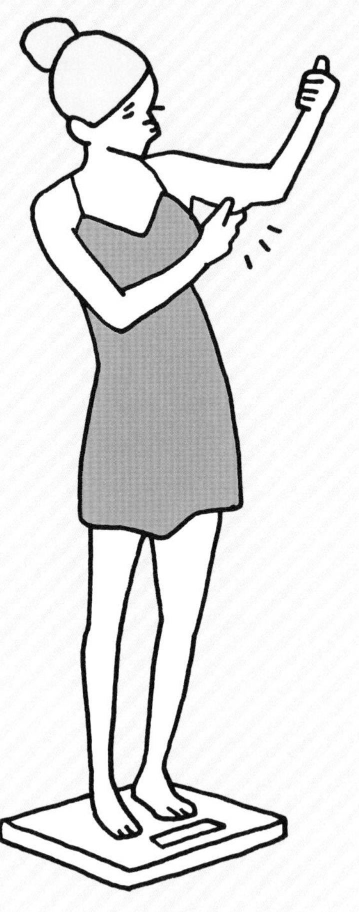

46

食べている量は変わらないのに、むくみがちで太った気がする。食べても食べても、おなかが減る。そんな人は体の中に老廃物がたまっていたり、余分な熱がこもって胃腸の消化機能が誤作動を起こしている可能性が！　共通して効果的なのが、めぐりをよくし、デトックスする食材を選ぶこと。余分なものを出すだけで、見た目もスッキリするはずです。

**ごはんのヒント**

1 胃腸を整えるのがめぐりをよくする最短ルート。塩分控えめを心がけて。

2 胃を休めるために、調子が悪いなと思ったら、1食抜くのも効果的です。

3 めぐりをよくする食材は、利尿作用があり、むくみにも◎。一方体を冷やす作用もあるので、冷えぎみさんは量を調整したり、温かくして食べましょう。

4 お酒はむくみの大きな原因。どうしても飲みたいときは、ワインや日本酒、焼酎など、めぐりをよくする働きのあるものを選ぶのが正解！

## 出せない水太りタイプ

- □ 食べる量は変わっていないのに、お肉がつくようになった
- □ 動いたり、胃のあたりをたたくと、ちゃぷちゃぷ音がする
- □ 下半身のむくみが気になる
- □ 最近とくに疲れやすく、体が重だるい感じがする
- □ 皮膚と押すと、弾力がない

**［なんで太るの？］** 全身の水はけをよくする「気」の力が弱まってしまっているのが原因。体の中に余計な水がたまることでむくみやすく、いわゆる水太りの状態に。一度体にたまってしまった水は排出しないかぎり、どんどんたまる一方です。このままだと水がたまることで体が冷え、胃腸の機能がさらに弱まって、ますますむくみ太りしてしまいます！

**おすすめ食材** 胃腸の機能を高め、体の中の余分な水分や、老廃物を流す働きがある食材を積極的に食べて。

**昆布　さつまいも　黒豆　しょうが　にんじん**

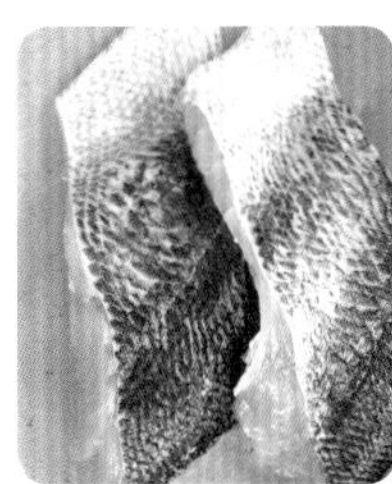

**白身魚(すずき・鯛)**
水分代謝を上げる

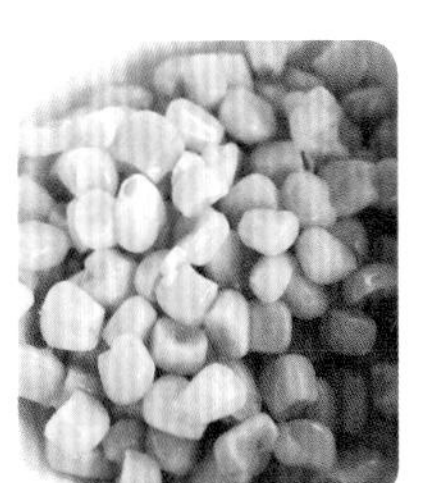

**とうもろこし**
むくみ解消に最適

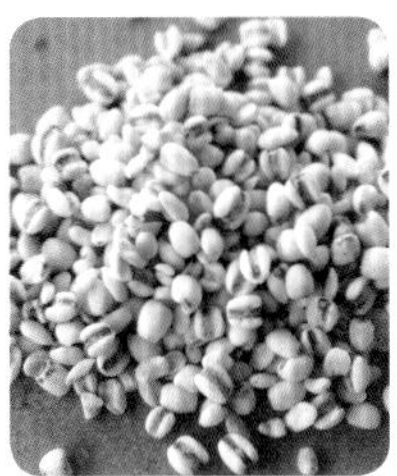

**はと麦**
老廃物や毒素を流す

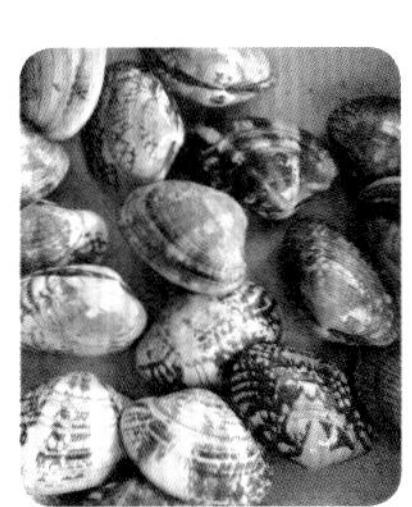

**あさり**
体にたまった水分を抜く

## 食べすぎ太りタイプ

- □ 食べることがもともと好き♥ 食べてもすぐおなかがすく
- □ もともと肉づきはいいほうだ
- □ おなかがよく張る
- □ スイーツ、油っこいもの、辛いもの好き★
- □ のどが渇くので、冷たいものをよく飲む
- □ 最近、かなりストレスがたまっている
- □ 胸焼けすることがある

**［なんで疲れるの？］** 食べすぎやストレスなどで、胃に熱がこもっている状態。熱は胃腸内のうるおいを奪い乾燥させるので、のどが渇き、冷たいものが飲みたくなる傾向が。また熱は、胃腸機能を必要以上に高ぶらせて誤作動を起こさせるので、消化しきれていない老廃物が胃腸に残っているのに、食べても食べてもおなかが減るという、恐ろしい状態に！

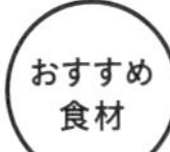


まずは胃の熱をさますこと。次に消化できていない余分な老廃物をデトックスする食材を選ぶのがgood！

**レタス　きゅうり　そば　ほうれん草　はと麦　にんじん**

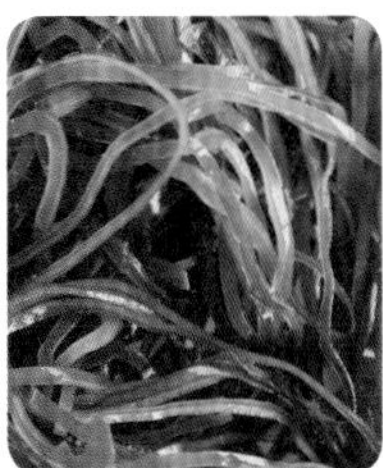

**昆布**
胃にこもった熱をさます

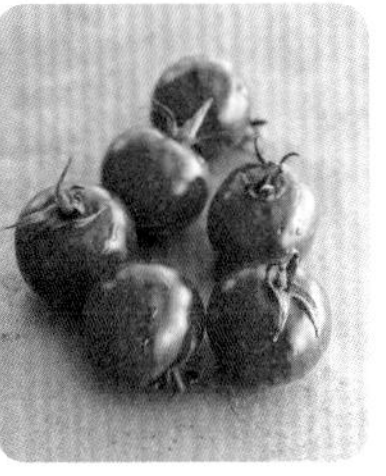

**プチトマト**
胃を健やかにする

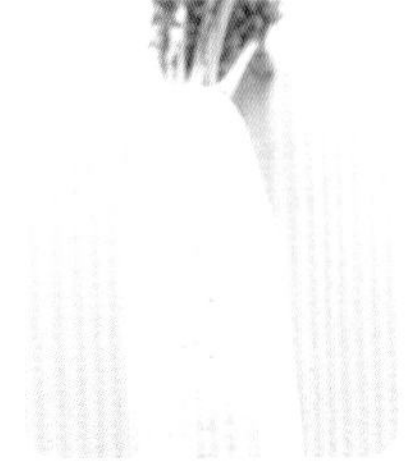

**大根**
老廃物の消化を促す

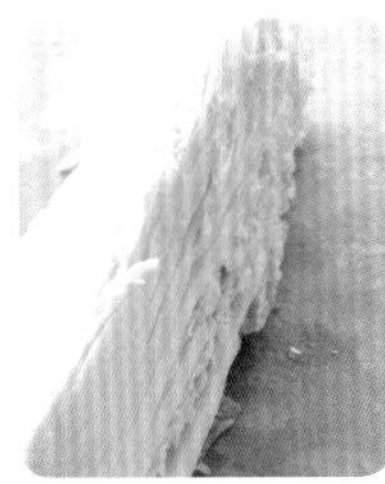

**白菜**
過剰な食欲を抑える

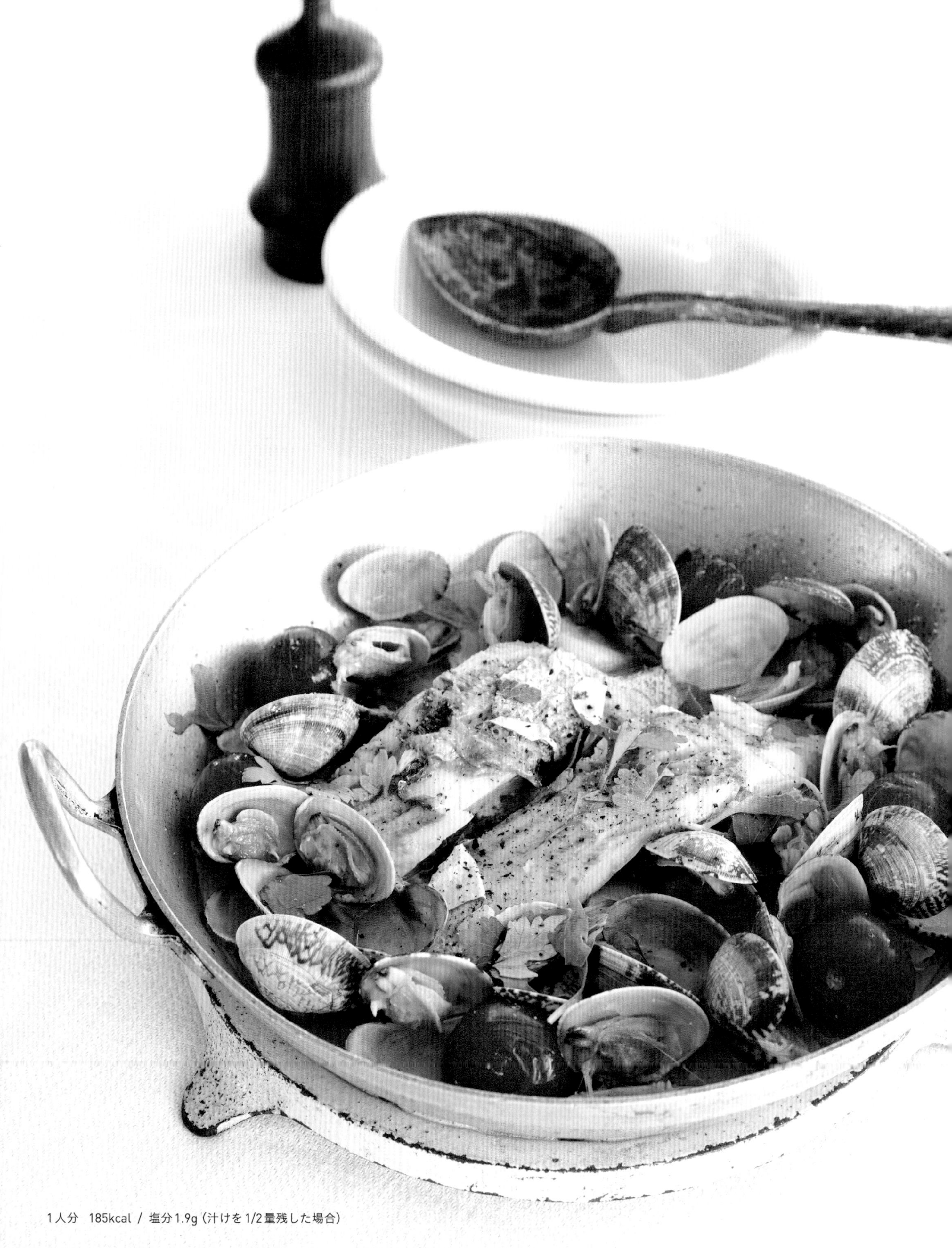

1人分　185kcal / 塩分1.9g（汁けを1/2量残した場合）

頑固なむくみが取れる 出せない水太りに

# 白身魚のアクアパッツァ

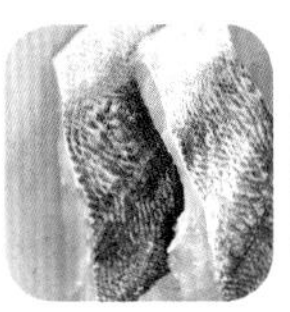
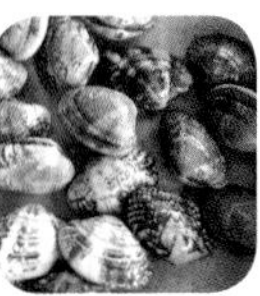

体にたまった余分な水分をデトックスするあさりと、消化吸収機能を高める白身魚。塩分控えめでも、あさりのうまみとだしで絶品！

**材料｜2人分**

白身魚（すずきなど）の切り身：2切れ
あさり（殻つき・砂抜きしたもの）：200g
プチトマト：6個
にんにく：1かけ
白ワイン：1/4カップ
オリーブオイル：大さじ1
塩：小さじ1/2
粗びき黒こしょう、イタリアンパセリ：各適宜

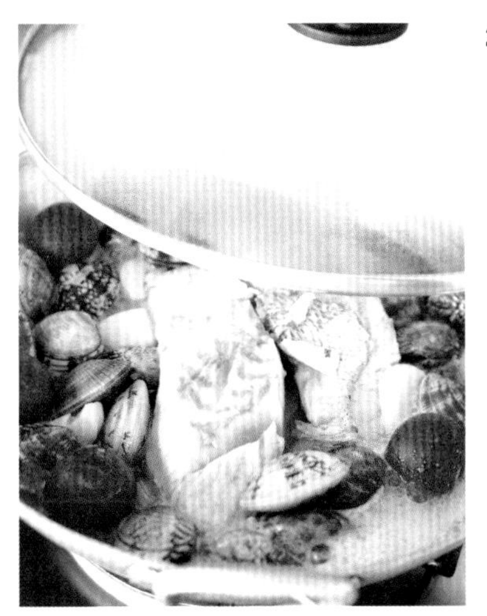
2

**作り方**

1 あさりは殻と殻をこすり合わせて洗い、水けをきる。白身魚は皮目の真ん中に斜めに浅く切り目を入れ、身の部分に塩をふる。にんにくはまな板にのせて包丁の腹を当て、上から押さえてつぶし、しんを取り除く。プチトマトはへたを取る。

2 フライパンにオリーブオイルを中火で熱し、にんにくと皮目を下にして白身魚を入れ、白身魚の両面を1分ずつ焼く。あさり、プチトマト、白ワイン、水1/4カップを加え、ふたをして蒸し煮にする。あさりの口が開いたら、粗びき黒こしょうをふり、イタリアンパセリをちぎって散らす。

両方のタイプに

## 消化力を上げて、デトックス！
# にんじんりんごラペ

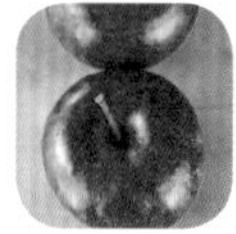
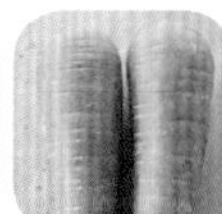

胃をすこやかにするにんじんと、整腸作用があるりんご。
消化吸収機能が高まることで、余分なものがきちんと出せる状態になるサラダです。

**材料｜2人分**

にんじん：1本
りんごドレッシング
- りんごのすりおろし：1/4個分
- 玉ねぎのすりおろし：1/4個分
- 酢：大さじ2
- オリーブオイル：大さじ1
- 塩：ひとつまみ

粗びき黒こしょう、
あればくこの実：各適宜

**作り方**

1 にんじんはよく洗い、皮ごと長さ5～6cmのせん切りにする。ボールにドレッシングの材料を混ぜる。にんじんと、あればくこの実を加えて混ぜる。粗びき黒こしょうをふる。

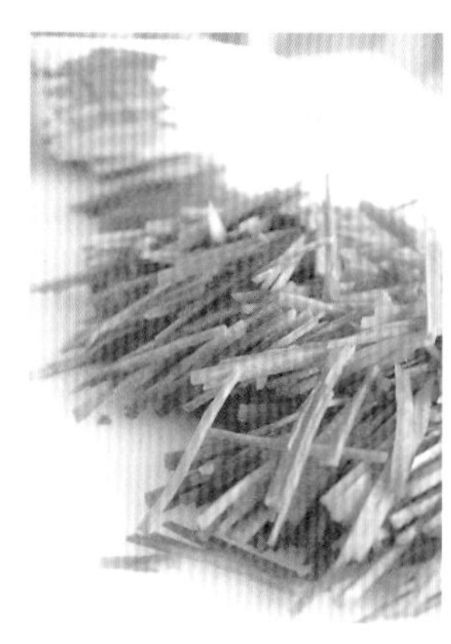



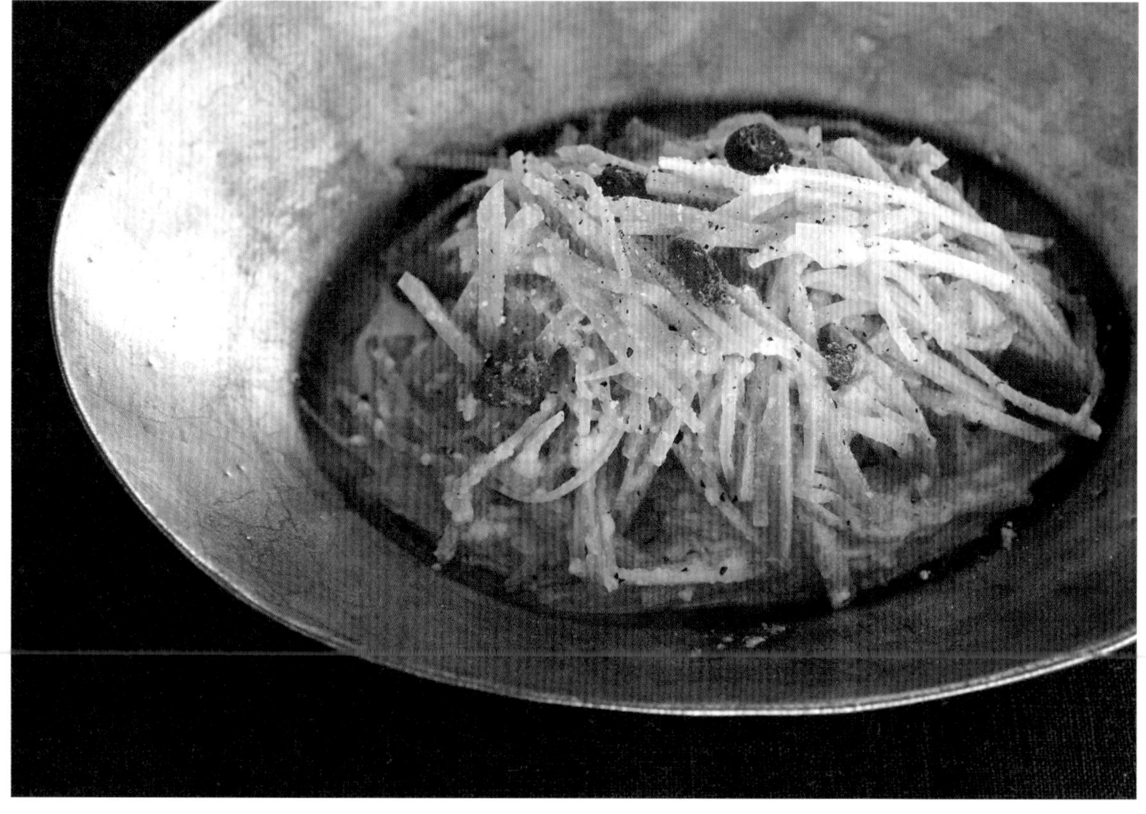

1人分　135kcal / 塩分0.7g

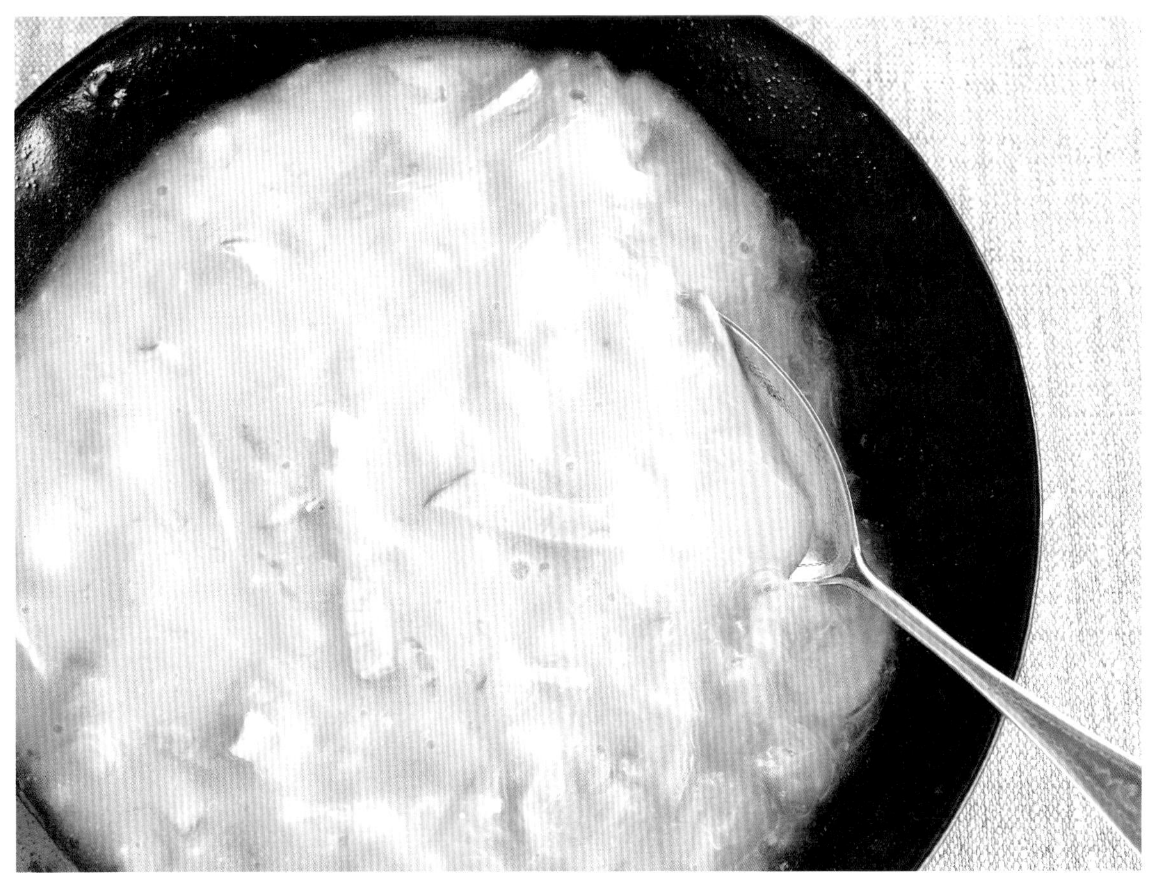



1人分　81kcal / 塩分1.7g

おなかを鎮め、落ち着かせる　食べすぎ太りに

# 白菜とベーコンのとろとろ煮

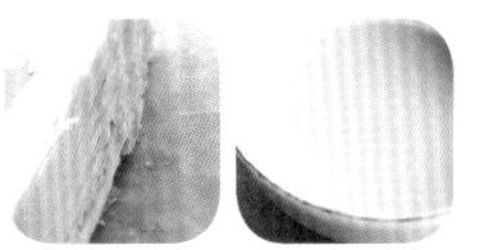

胃の熱をさますことで、高まりすぎる食欲を抑える白菜と豆乳。
温かい煮ものにすることで、冷えが気になる人も安心♪

**材料｜2人分**

白菜：1/8株（約300g）
ハム：2枚
鶏ガラスープの素（顆粒）：小さじ2
煮汁
- 豆乳（成分無調整）：1/2カップ
- 片栗粉、水：各大さじ1/2

**作り方**

1 白菜はしんと葉に切り分ける。ともに縦半分に切ってから横に幅2cmに切る。ハムは半分に切ってから、幅1cmに切る。煮汁の材料を混ぜる。

2 鍋に白菜とハム、鶏ガラスープの素と水1½カップを入れて火にかける。10分ほど煮て、煮汁をよく混ぜてから加え、3分ほど煮る。

1

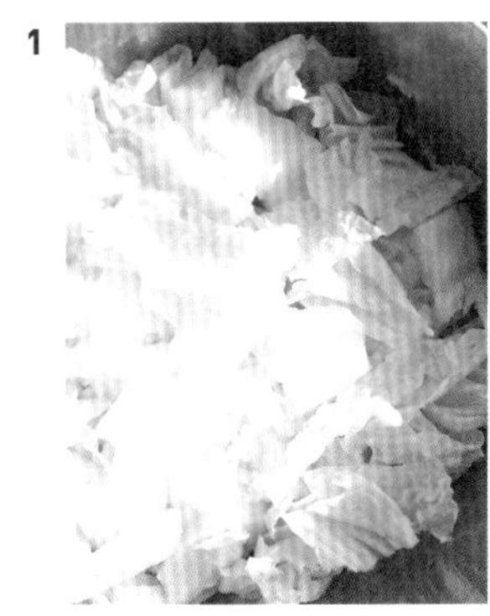

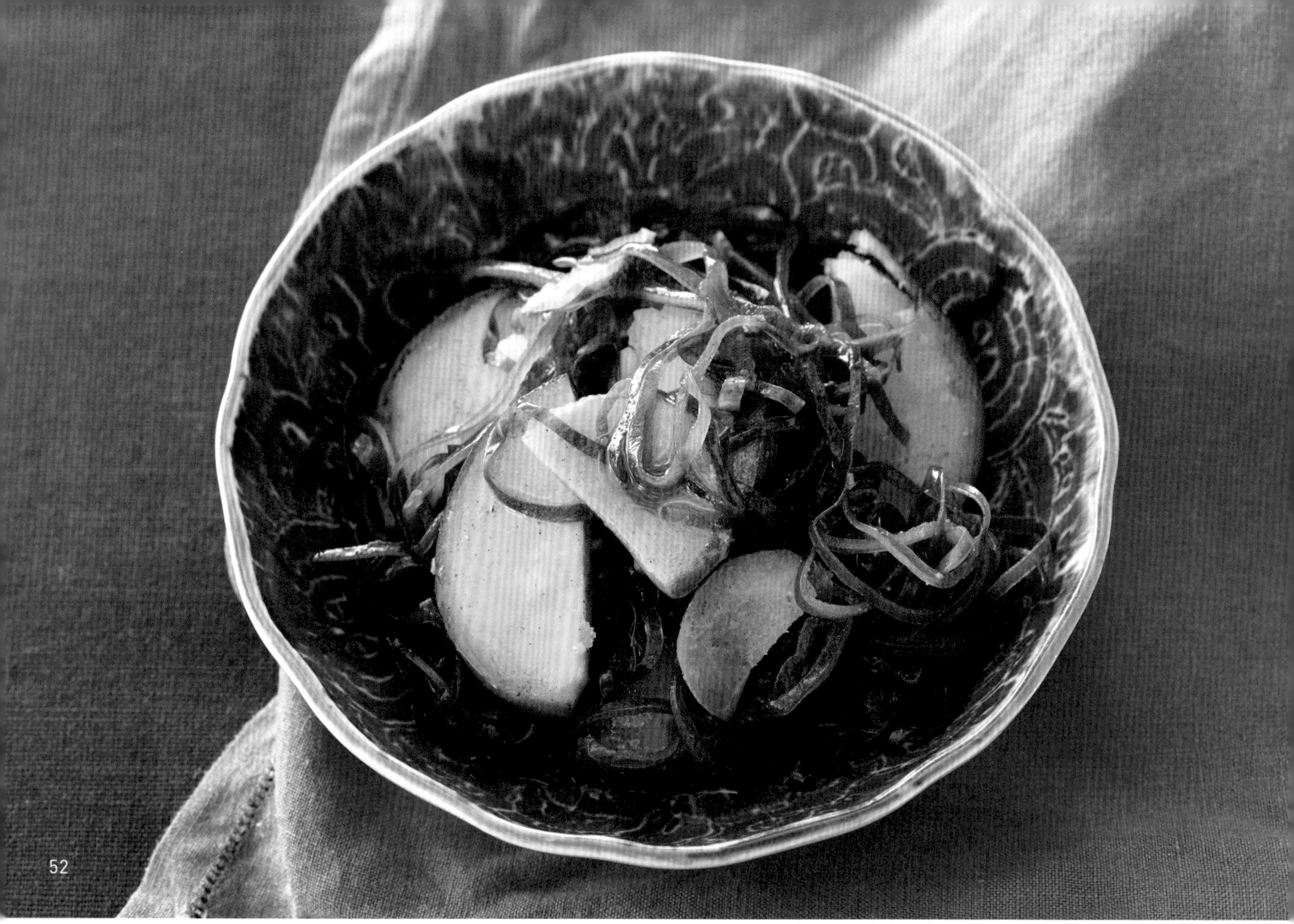

1人分　174kcal / 塩分1.7g（汁けを1/2量残した場合）

たまった水をスッキリ！ 出せない水太りに

# さつまいもと昆布のしょうが煮

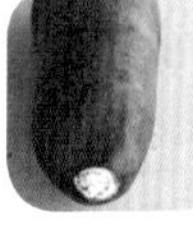
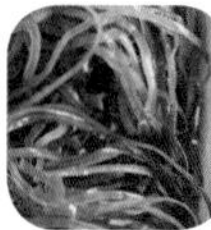

消化機能を上げるさつまいもと、水はけをよくする昆布で、体の余分な水分を出しきります！
しょうがの風味がきいた、味わい深〜い煮ものです。

**材料｜2人分**

さつまいも：1本（約200g）
切り昆布：100g
しょうがの薄切り：1/2かけ分
煮汁
- だし汁：1カップ
- 酒、しょうゆ、みりん：各大さじ1と1/2

**作り方**

1. さつまいもはよく洗い、皮つきのまま縦半分に切ってから横に幅1cmに切る。水に5分ほどつけてざるに上げる。切り昆布はよく洗い、食べやすい長さに切る。
2. 小鍋に**1**と煮汁、しょうがを入れて中火にかけ、煮立ったら落としぶたをし、弱めの中火で15分ほど煮る。

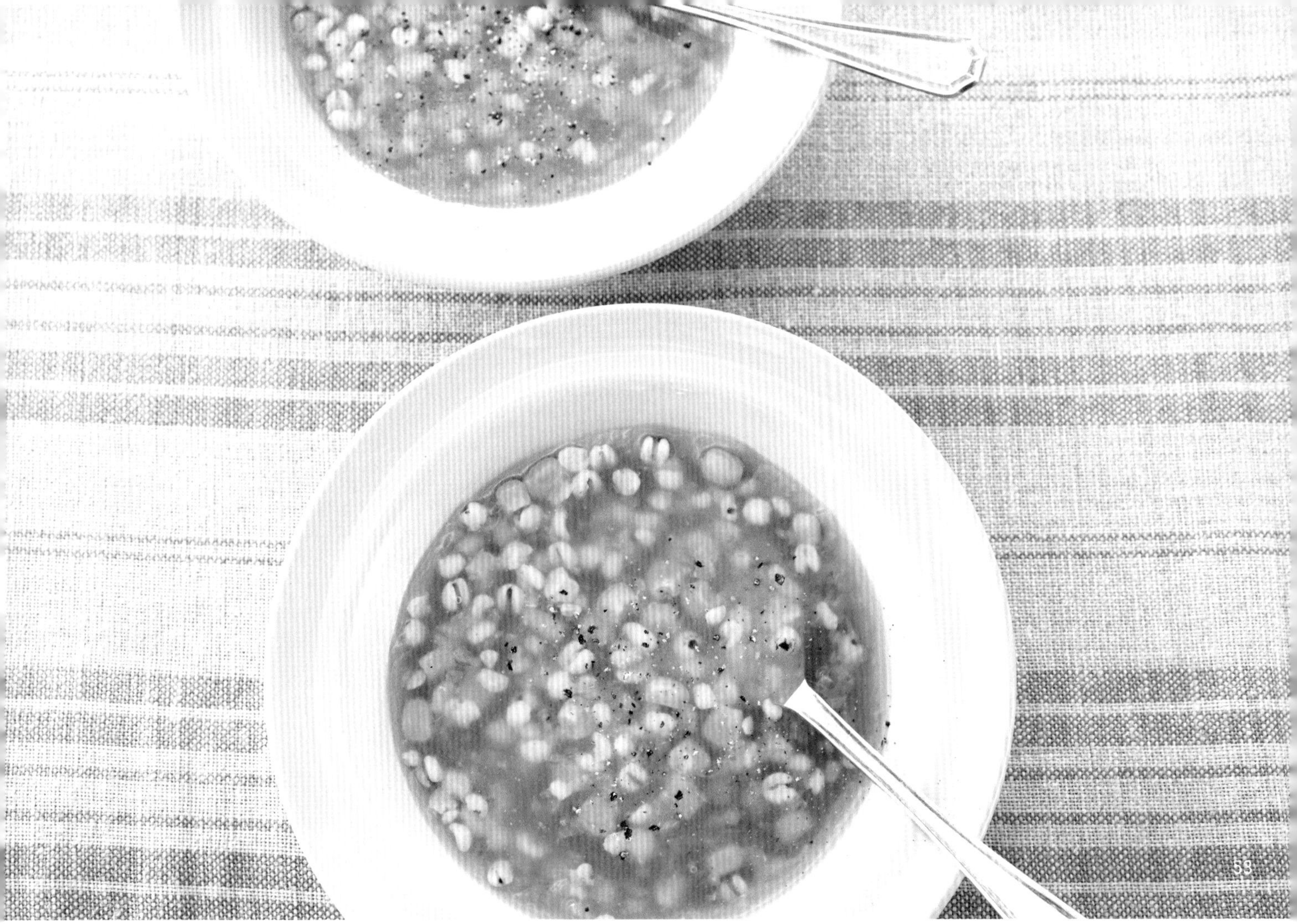

1人分　187kcal / 塩分1.7g

余分な毒＆老廃物を流す！ 両方のタイプに

# はと麦ととうもろこしのスープ

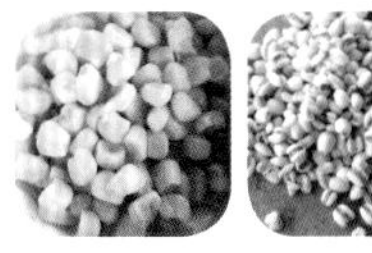
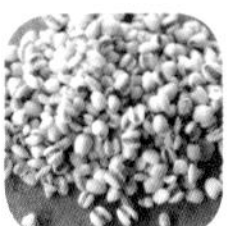

はと麦は熱をさまし、内臓を落ち着かせるので、食べすぎを防止します。
水分代謝を上げるとうもろこしと合わせれば、デトックス効果もばっちり♡

**材料｜2人分**

はと麦：50g
ホールコーン缶詰(190g入り)：1缶
玉ねぎのみじん切り：1/2個分
洋風スープの素(顆粒)：小さじ2
水溶き片栗粉
　片栗粉：小さじ1
　水：大さじ1
塩、粗びき黒こしょう：各適宜

**作り方**

1 はと麦は手でこすり合わせるようにして洗い、水がにごらなくなったら、たっぷりの水に20分ほどつける。ざるに上げて水けをきり、鍋に入れてたっぷりの水を注いで中火にかける。沸騰したら20分ほどゆでて、ざるに上げる。水溶き片栗粉の材料を混ぜる。

2 鍋にはと麦とコーン、玉ねぎ、洋風スープの素、水2カップを入れて火にかける。煮立ったら、水溶き片栗粉をよく混ぜてから加え、塩、粗びき黒こしょうで味をととのえる。

※はと麦は、多めにゆでてストックすると◎。粗熱が取れたら保存容器に入れ、冷蔵庫で3〜4日、小分け冷凍すれば、1カ月保存OK！

＼ 週に一度。 ／

# 自分のためのデトックスデーのススメ。

働く現代女子は総じて過食ぎみなうえ、外食で味の濃いものを
食べる機会が多かったりと、胃腸に負担をかけがち。
そこで取り入れてほしいのが、週に一度の「デトックスデー」！
つねにフル活動している胃腸を休ませることで疲れが取れ、調子が整います。
続けると肌ツヤがよくなり、自然とやせやすい体になるのを感じるはず♪

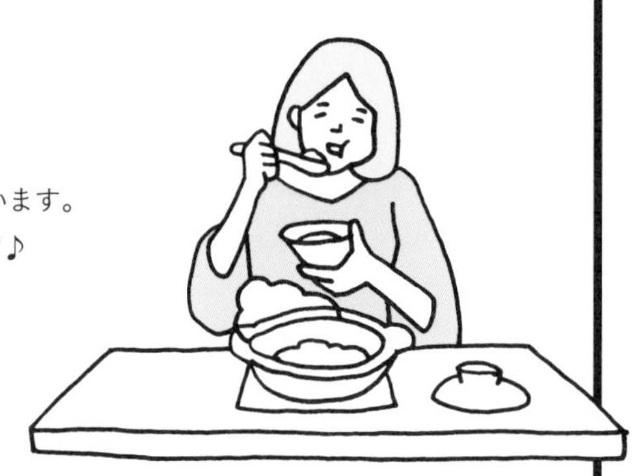

## [デトックスデーのオキテ]

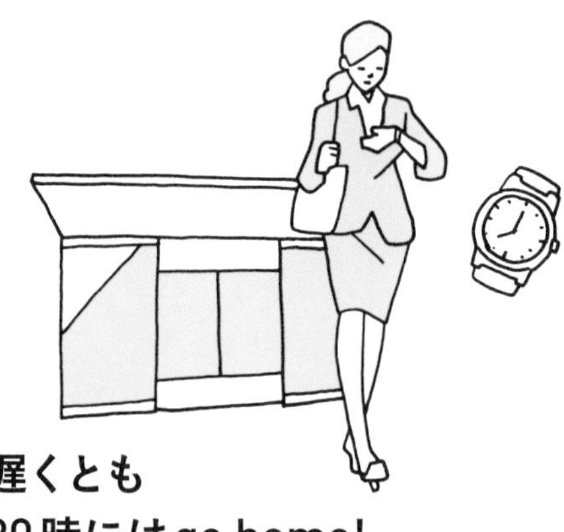

### 遅くとも 20時にはgo home!

週に一度、週の真ん中でも週末でもよいので、デトックスデーを確保。この日は仕事をやりくりし、早めに帰宅して。薬膳では、体内の陰と陽のバランスがとれているのがベストされ、じつは陰と陽が切り替わるのが深夜0時。つまり0時までに今日すべきことを終えて眠ることが、最大のデトックス効果を得る方法なのです！

### 夜ごはんには「デトックスがゆ」を。

デトックスに最適なのが、食材の薬効が溶け出しやすく、消化にいい「おかゆ」。煮込むだけだから簡単で、水分が多い分とってもヘルシー。おまけにおかゆを炊くことで「私、体にいいことをしてるッ！」という充実感も味わえます。

### お風呂にゆっくりつかり、血行アップ！

疲れていると、ついシャワーだけですませがちですが、この日はゆっくり入浴を。好きな香りの入浴剤を入れるもよし、お風呂上がりにちょっといいパックをしたり、ストレッチをするのも◎。リラックスして、「気」と「血」のめぐりをよくすることで、体にたまった余計な老廃物を出しやすくします。

### 23：00には、ベッドへ。

ここまでのプロセスを経ると、心地よい眠りがやってくるので、そのまま眠ってしまいましょう。目を疲れさせ、眠りを妨げるスマホにはノータッチで！　陰と陽が切り替わる深夜0時には、深〜い眠りの世界にいるのがベストです。

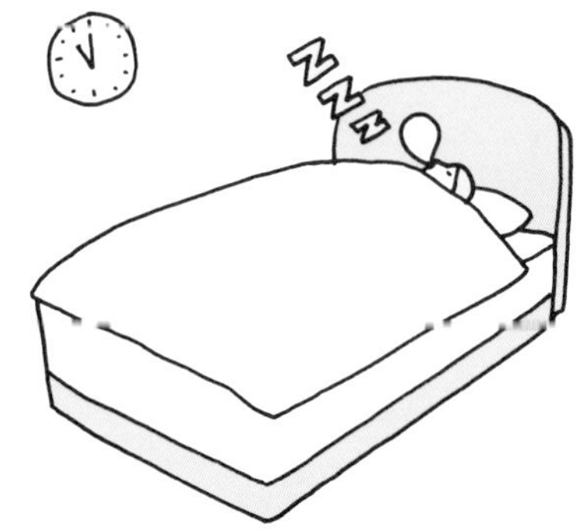

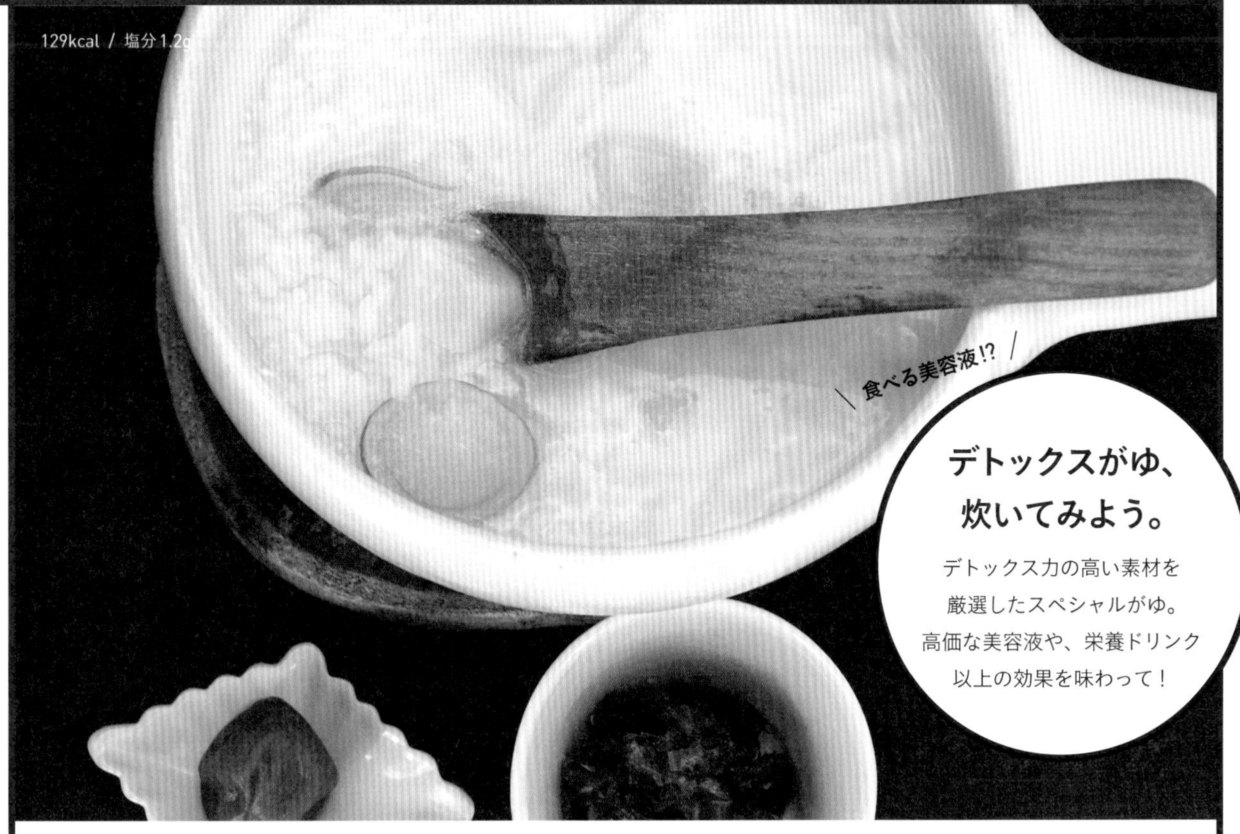


## デトックスがゆ、炊いてみよう。

デトックス力の高い素材を厳選したスペシャルがゆ。高価な美容液や、栄養ドリンク以上の効果を味わって！



糖質の代謝を助け、おなかにたまった老廃物を出す大根に、体を温めるしょうがをプラスして。

### 大根のシンプルデトックスがゆ

材料と作り方 大根60gは、皮つきのまま1cm角に切る。米大さじ3、大根、しょうがの薄切り1〜2枚、水3カップを小鍋に入れて中火にかける。煮立ったら弱火にし、25〜30分煮る。仕上げに塩ひとつまみを加えて味をととのえ、梅干し、しょうゆをまぶした削り節各適宜を添える。

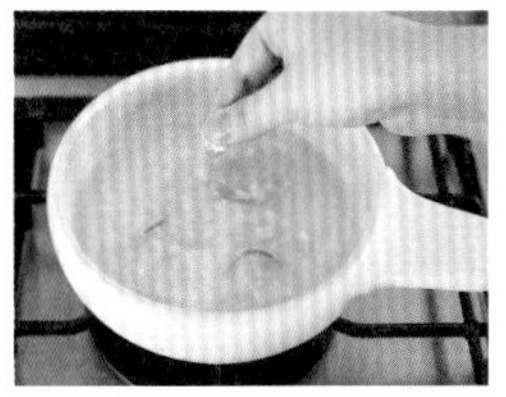
味つけは塩オンリーで。疲労を回復させる梅干しや、たんぱく質豊富な削り節を添えても◎。

---

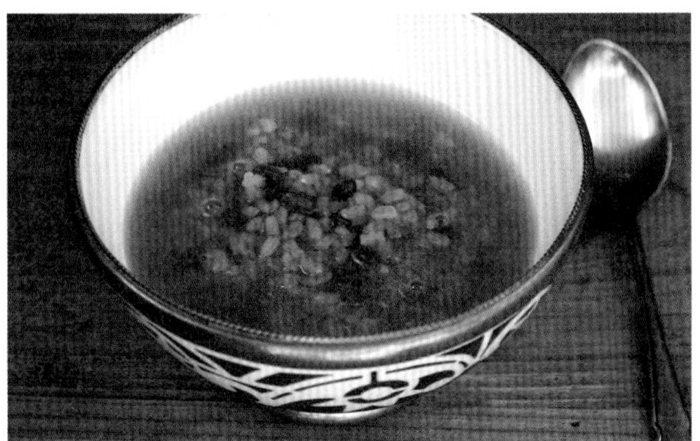

冷えやむくみが気になる日は、血行をよくし、水分代謝を促す小豆入りに。ほんのりした甘みがイイ！

### 小豆デトックスがゆ

材料と作り方 上記「大根のシンプルデトックスがゆ」の作り方を参照し、同様にする。ただし大根を、小豆大さじ2に替える。

199kcal / 塩分1.2g

＊材料はすべて1人分です。

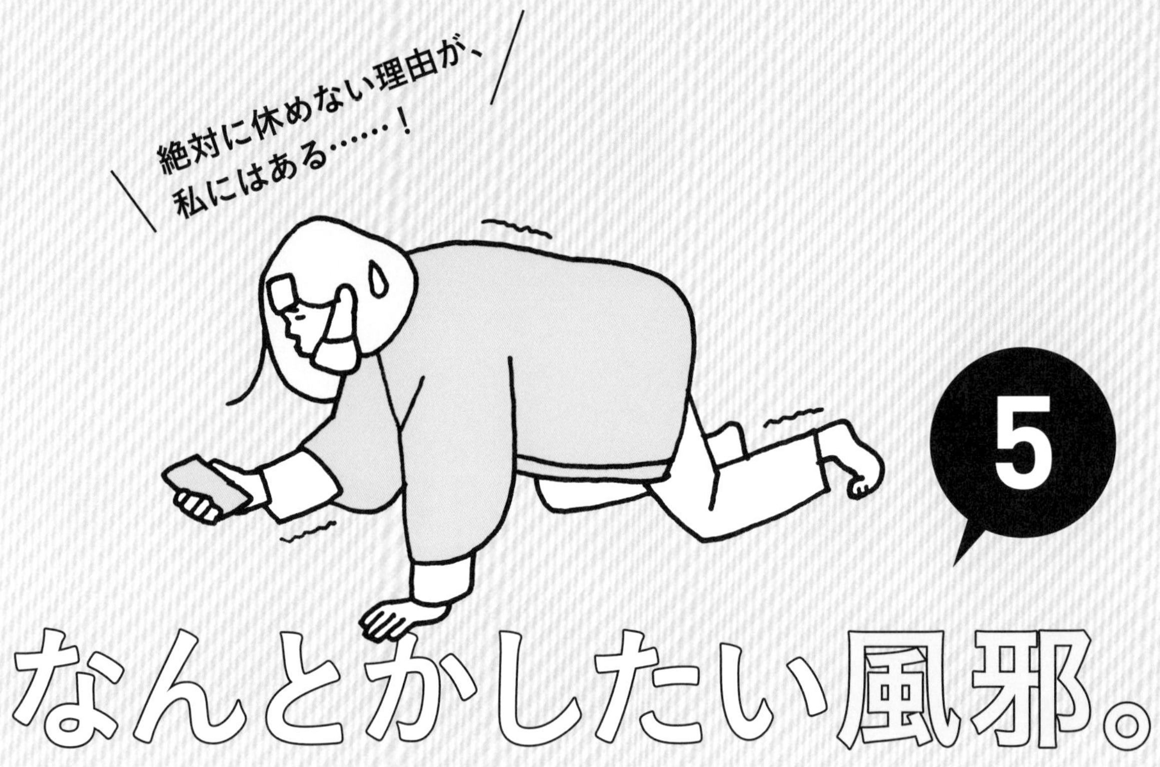


# なんとかしたい風邪。



寒い時期だけでなく、季節の変わり目にもひきやすい風邪。
元気であれば、風邪を引き起こすウイルスなどの悪い気＝邪気を跳ね返せますが、
体のバランスがくずれ免疫力が下がると、体に邪気が侵入。風邪をひきやすくなります。
風邪はひき始めのうちに、体の中からこの邪気を追い出すことが大事！
ここでは初期症状から、代表的な2つのタイプに分けて対処法を紹介します。
ひき始めに自分に合ったごはんを食べ、長引かせないようにしましょう。

**ごはんのヒント**

1 両方のタイプに共通で必須なのが、体の表面にある悪い「風（ふう）」の邪気を発散させること。かるく汗をかくような、発散性のあるものを食べるのが効果的。

2 体力が落ちているので、消化にエネルギーを使わない、スープやおかゆなどを食べましょう。パパッと作れる手軽なものなら、なおよし。ただし胃腸に負担がかかるので、食べすぎは厳禁です。

**プチ養生のヒント**

肝心なのがこまめに水分をとり、発汗しやすいパジャマに着替え、睡眠で養生すること。ひき始めに休養することが、風邪を長引かせない最大のコツです。

## 熱＆のどが痛い 炎症風邪タイプ

- □ 急に高い熱が出やすい
- □ のどが腫れ、鋭い痛みがある
- □ 粘り気のある鼻みずが出る
- □ 頭がガンガンする
- □ 黄色い粘り気のあるたんが出る

**［なんで風邪をひくの？］** 冬の終わりから春先にかけてはやりやすく、じつは現代の日本人の多くがかかりやすいタイプ。「風」と「熱」に関する邪気が、体の表面にこもっています。そのため、のどや関節の痛み、熱などの炎症作用が出やすいのです。

**おすすめ食材** まずは体の表面にとどまっている風と熱を追い払う食材をとり、その後、解熱作用のある食材をとるのがベター。

**わかめ　かに　大根　緑茶　冬瓜　梨（すべて解熱作用）**

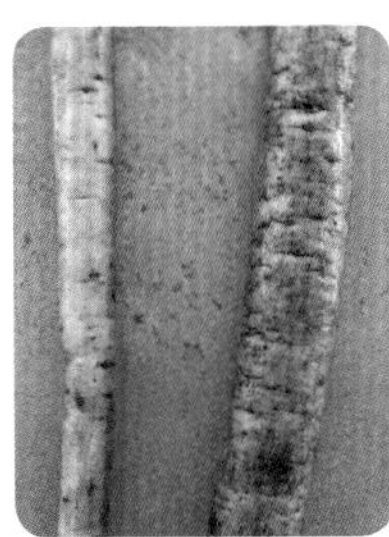

**ごぼう（風熱の邪気に）**
熱を持ったのどの痛みに

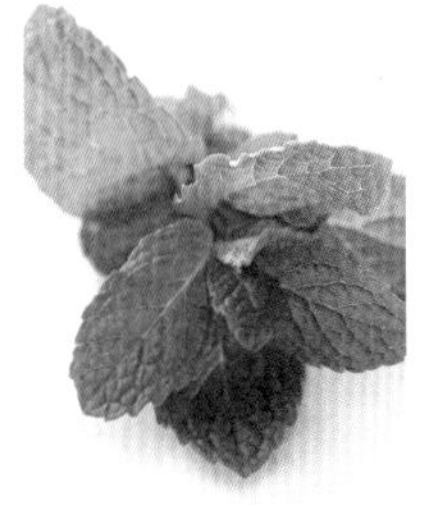

**ミント（風熱の邪気に）**
頭痛をやわらげる

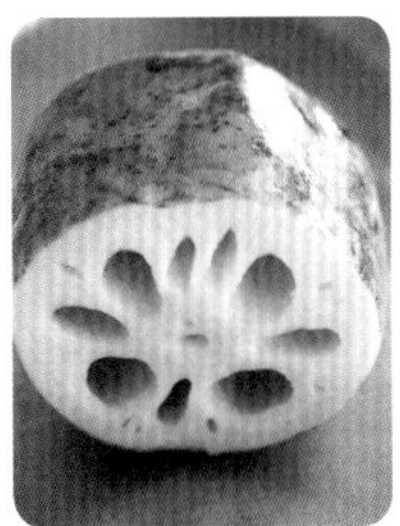

**れんこん（解熱作用）**
こもった熱をさまし、せきにも効く

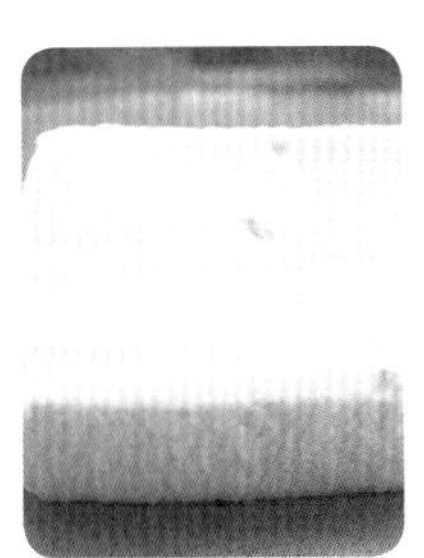

**豆腐（解熱作用）**
体を内側から冷やし、うるおす

## ゾクゾク＆ムズムズ鼻の 悪寒風邪タイプ

- □ とにかく悪寒がひどい……
- □ 水っぽい、透明な鼻みずが出る
- □ 背中や関節など、体の節々が痛い
- □ 汗はあまりかかず、温かくすると、少しラクになる
- □ 熱はあまり高くない

**［なんで風邪をひくの？］** 寒い時期にひきやすいオーソドックスな風邪。「風」と「寒」に関する邪気が合わさり、体の表面にとどまった状態です。初めはこのタイプでも、ケアをせずにいると炎症タイプに変わることもあるので、この段階で治すのが大事！

**おすすめ食材** まずは体を温めて発汗させ、「寒」の邪気を発散させる食材をとるのが大事。香辛料なども効果的です。

**こしょう　にら　赤唐辛子　鶏肉（すべて体を温める）**

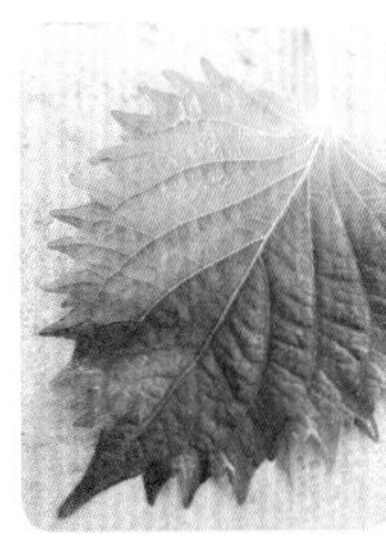

**青じそ（風寒の邪気に）**
寒けを取り発汗させる

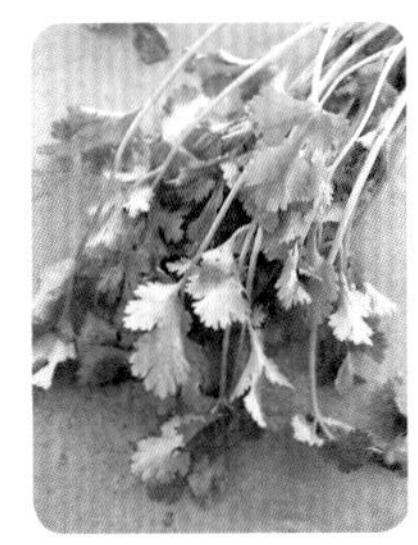

**香菜（シャンツァイ）（風寒の邪気に）**
免疫力を上げる

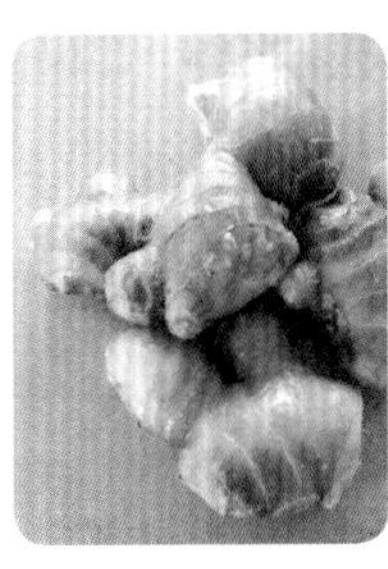

**しょうが（風寒の邪気に）**
邪気を散らして体温を上げる

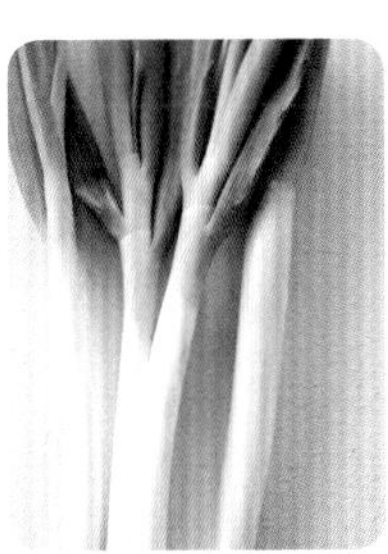

**ねぎ（風寒の邪気に）**
気と血のめぐりをよくし、邪気を体の外に出す

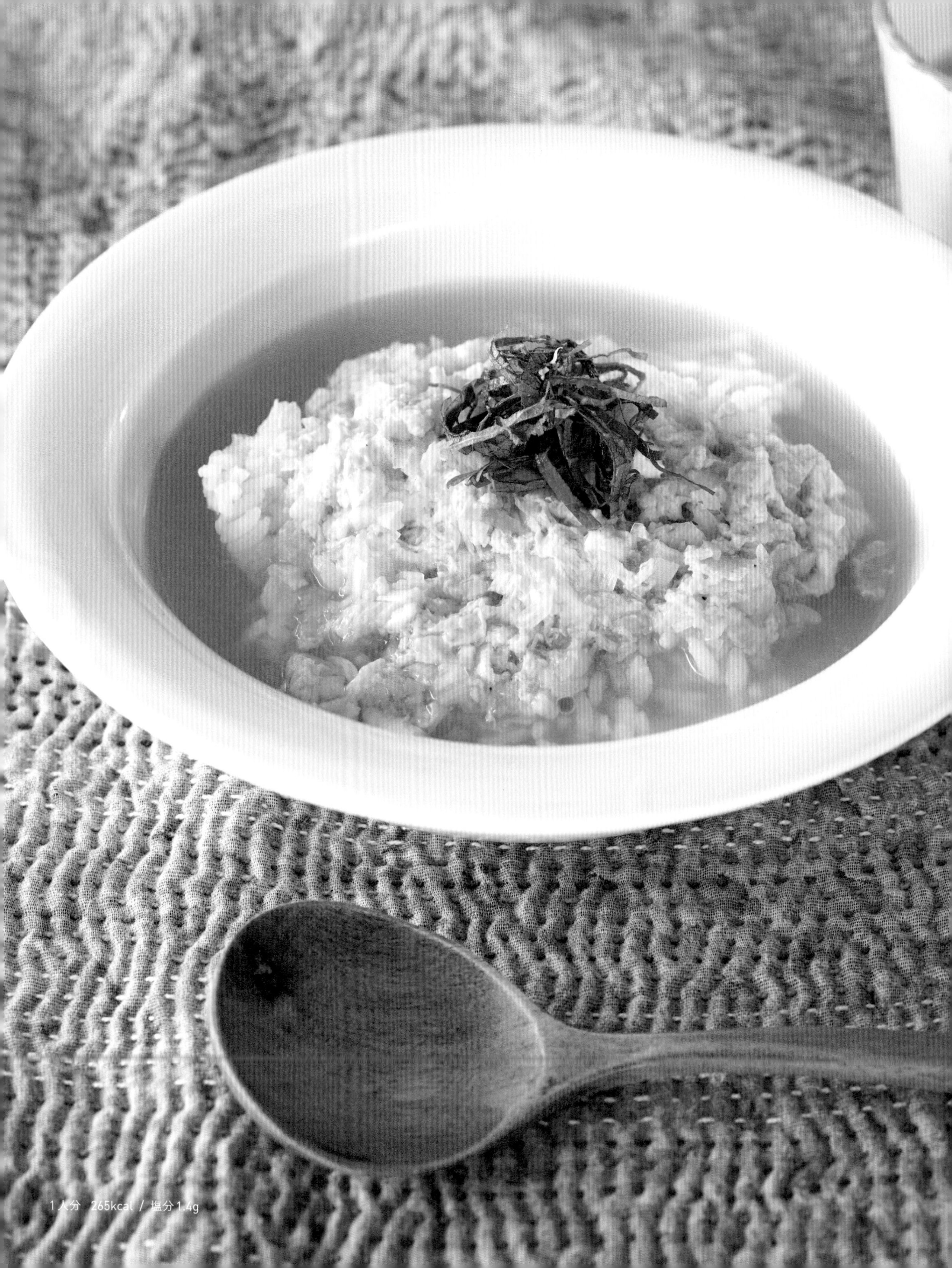

1人分　265kcal / 塩分1.4g

ゾクゾク風邪を撃退！ 悪寒風邪に

# ねぎしょうがスープご飯

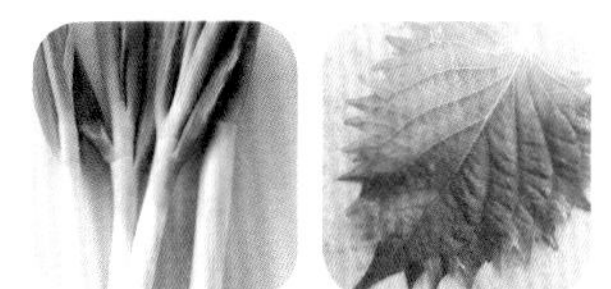

体を内側から温め、発汗させるねぎとしょうがの成分が、ぎゅっと詰まったスープをご飯にかけるだけ。仕上げのしそも体を温めます。さらさら食べられるので、だるい風邪のひき始めに。

材料｜2人分

温かいご飯
：茶碗軽く2杯分（約250g）
ねぎのみじん切り：1/2本分
しょうがのすりおろし
：大1かけ分
青じその葉のせん切り：5枚分
溶き卵：1個分
鶏ガラスープの素（顆粒）
：小さじ2
塩、こしょう：各適宜

作り方

1 鍋にねぎと鶏ガラスープの素、水2カップを入れて中火にかける。煮立ったら、溶き卵を回し入れる。続けてしょうがを加えて、塩、こしょうで味をととのえる。器にご飯を盛り、スープをかけ、しそをのせる。

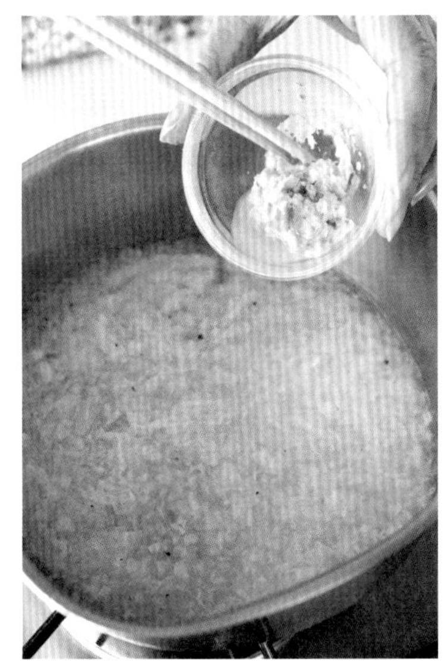

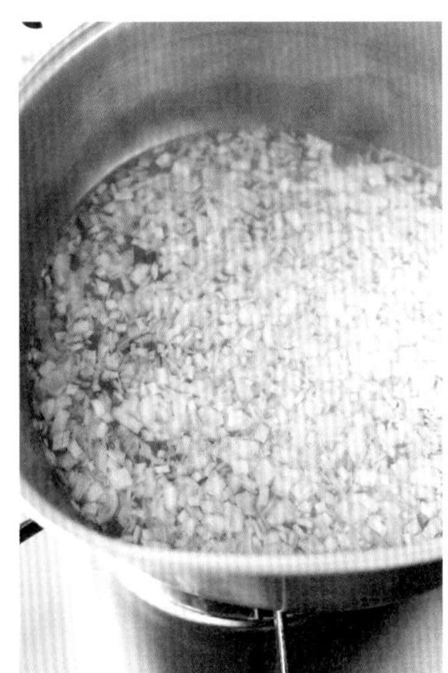

鼻がムズムズ、ゾクッとしたら 悪寒風邪に

# スパイシーカレーにゅうめん

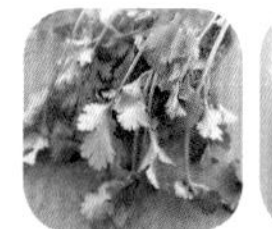
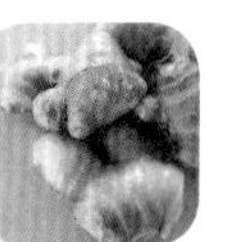

消化のよいにゅうめんに、体をしんからポッポッと温めるしょうがとカレー粉をプラスして風邪対策ver.に。香菜には発汗作用があるので、ぜひたっぷりと！

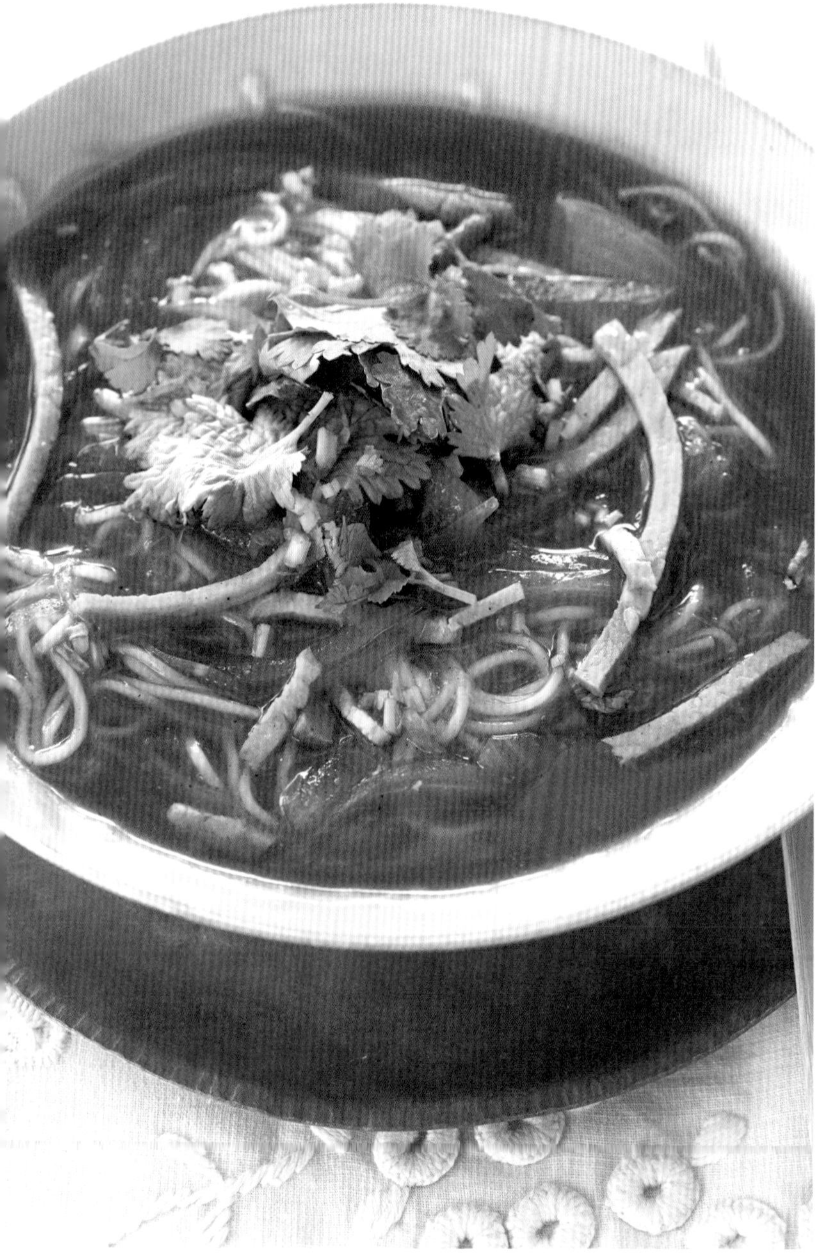

1人分　262kcal / 塩分3.7g（汁けを1/2量残した場合）

**材料｜2人分**

そうめん：2束
ハム：2枚
玉ねぎの薄切り：1/4個分
香菜（シャンツァイ）：適宜
煮汁
- しょうがのすりおろし：1かけ分
- カレー粉：大さじ1/2～1
- だし汁：2カップ
- めんつゆ(3倍希釈タイプ)：1/3カップ
- 塩、こしょう：各少々

水溶き片栗粉
- 片栗粉：大さじ1
- 水：大さじ2

**作り方**

1 ハムは幅5mmの細切りにする。香菜は食べやすく切る。鍋にたっぷりの湯を沸かし、そうめんを入れて袋の表示どおりにゆでる。ざるに上げ、流水で洗ってぬめりを取り、水けをきる。水溶き片栗粉の材料を混ぜる。

2 鍋に煮汁の材料と玉ねぎを入れて火にかける。煮立ったらそうめんとハムを加え、1分ほど煮る。水溶き片栗粉をもう一度よく混ぜて回し入れ、とろみをつける。香菜をのせる。

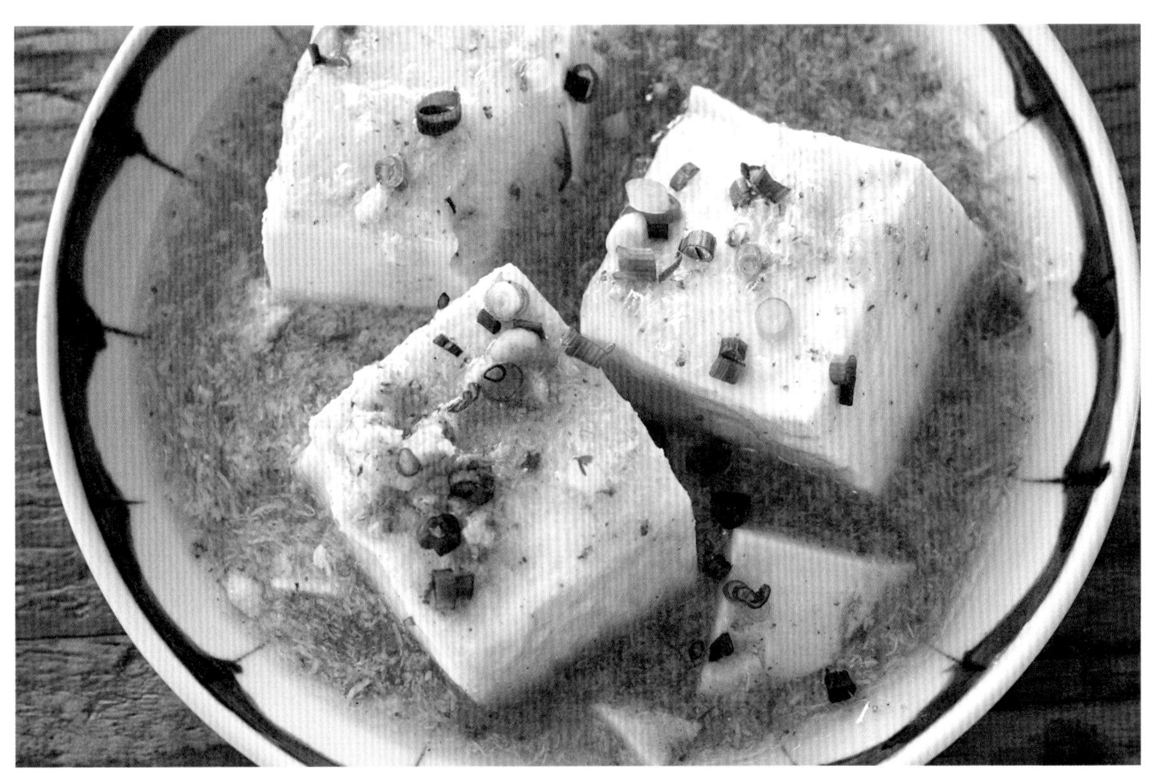

1人分　136kcal / 塩分1.4g



のどが痛くても、これならイケる　炎症風邪に

# 温豆腐のかにあんかけ

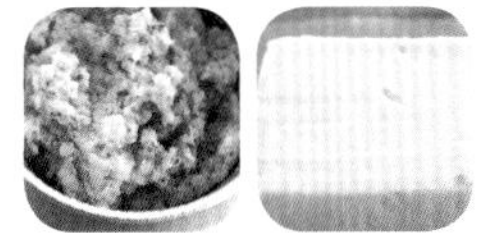

体の熱をさますことで、のどの痛みや口の渇きをいやすかにと豆腐を煮るだけ。のどごしがよくてやさしい味だから、風邪で弱った体にうれしい。

**材料｜2人分**

絹ごし豆腐：1丁(約300g)
かに缶詰(約110g入り)：1缶
しょうが汁：少々
煮汁
- だし汁：1カップ
- 酒：大さじ1
- みりん：大さじ1/2
- 塩：ひとつまみ

水溶き片栗粉
- 片栗粉：小さじ2
- 水：小さじ2

万能ねぎの小口切り：適宜

**作り方**

1 豆腐は6等分に切る。水溶き片栗粉の材料を混ぜる。小鍋に豆腐と缶汁をきったかに缶、煮汁の材料を入れ、火にかける。煮立ったら弱火にし、しょうが汁と、水溶き片栗粉をもう一度よく混ぜてから加え、さっと煮る。万能ねぎを散らす。

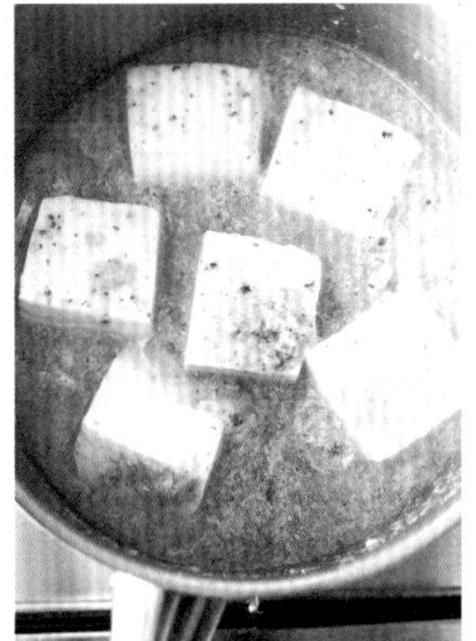

## 風邪で弱った胃にしみ渡る 炎症風邪に

# 根菜のコンソメスープ

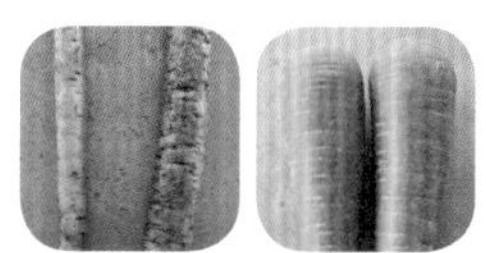

熱をさまし、炎症を抑えるごぼうと、弱った消化機能を整えるにんじんと大根をさっと煮た、お手軽スープ。滋味深い、ほっとする味です。

**材料｜2人分**

ごぼう：1/3本
大根：30g
にんじん：1/3本
洋風スープの素（顆粒）：小さじ1と1/2
オリーブオイル：小さじ2
ねぎのせん切り：適宜

**作り方**

1 根菜はよく洗い、皮つきのまません切りにする。鍋にオリーブオイルを熱し、根菜を入れて炒める。しんなりとしたら、水2カップ、洋風スープの素を加えて、5分ほど煮る。ねぎをのせる。

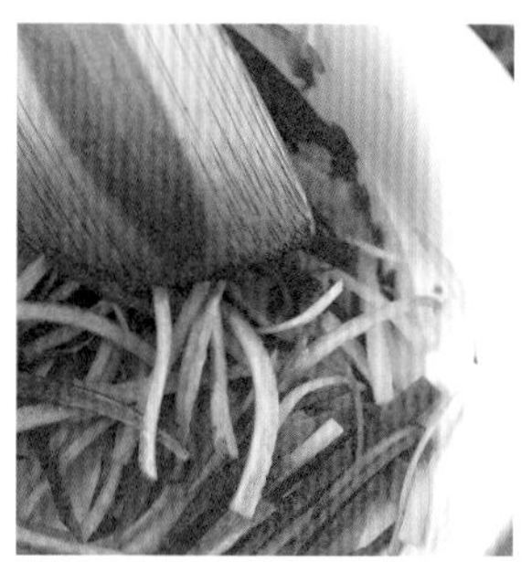

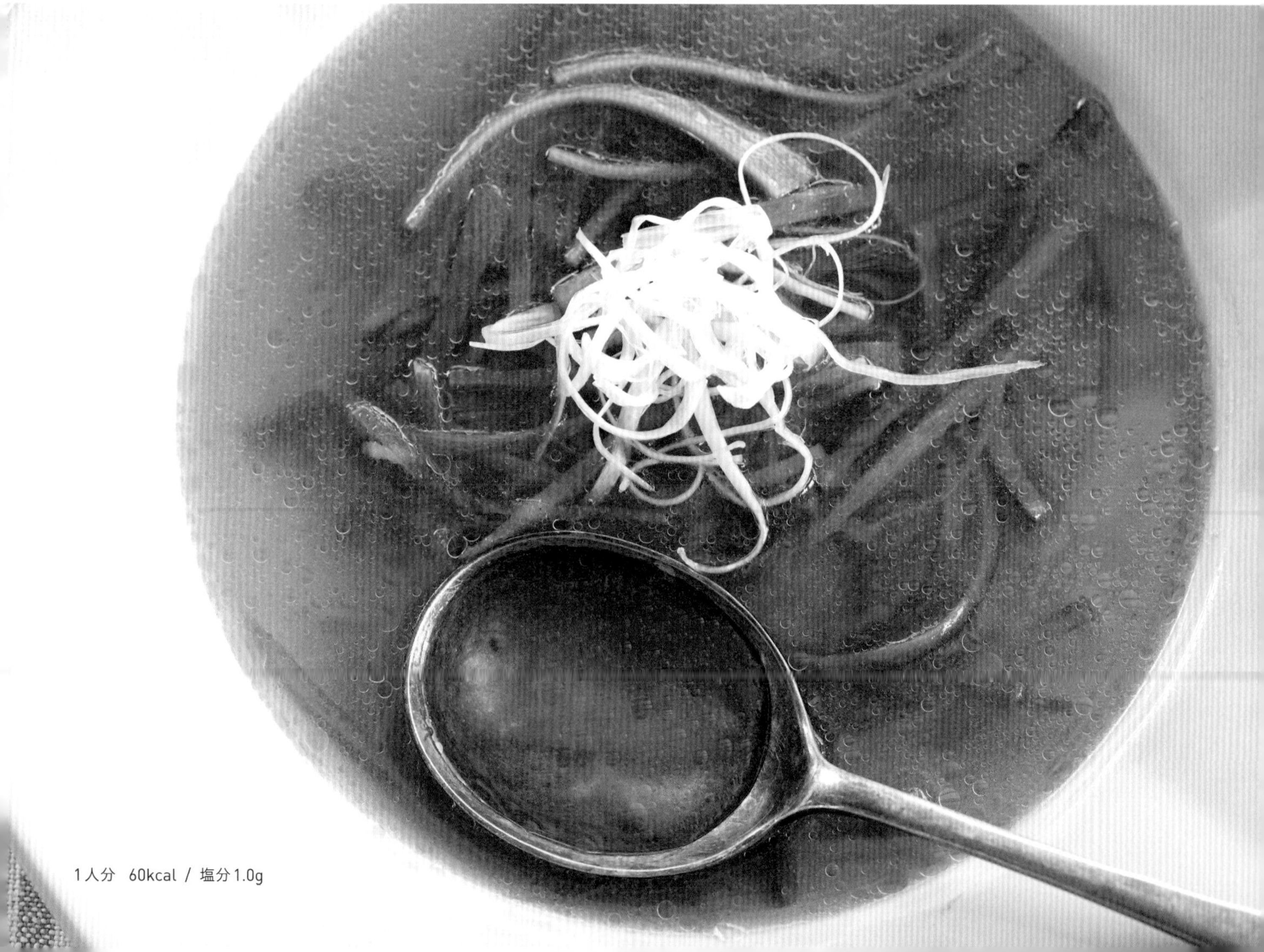

1人分　60kcal / 塩分1.0g

ゾクッと
きたら。

悪寒風邪に

温めパワーのある黒糖と
しょうがを、紅茶にちょいたし！

## しょうが黒糖茶

材料と作り方 小鍋に紅茶のティーバッグ1袋としょうがのせん切り1かけ分、黒砂糖大さじ2、水2カップを入れて火にかける。ときどき混ぜながら5分ほど煮て、茶こしを通してカップに注ぐ。 70kcal

両方のタイプに

れんこんの絞り汁にはビタミンCが
豊富。鼻づまりやせきにも◎。

## れんこんドリンク

材料と作り方 れんこん200gは皮ごとすりおろし、茶こしに入れ、スプーンなどで押して汁を絞る。カップに絞り汁を入れ、はちみつとレモン汁各大さじ1を加え、お湯1/2カップを注ぐ。 99kcal

のどの痛み
の特効薬！



「あ、やばいかな？」
と思ったら。

# ひき始めの風邪撃退ドリンク

風邪は早めのケアが鉄則。
症状が出たらすぐ飲みたい、
ドリンクを紹介します。

炎症風邪に

ミントと緑茶には、体を冷やす効果が。
なんだか熱が出そうと思ったら、ぜひ！

## ミント緑茶

材料と作り方 ティーポットに緑茶小さじ1、ミントの葉5g、熱湯2と1/2カップを入れ、1〜2分蒸らす。 5kcal

熱の
出始めに。

＊材料はすべて1人分です。

# 6 今、私に足りないのは、すっぴん力。

肌の調子が悪いと、どうしても肌表面のケアに目が行きがち。
でも「肌は内臓の鏡」といわれるくらい、
あなたの内側のコンディションが反映されます。
それはつまり肌トラブルがあるときは、土台となる体の内側を
改善しないと、いくら高価な化粧品を使っても効果ナシ！
ということ。それぞれの肌のプチ不調に、内側からきちんと効く
食材を食べて、「素肌力」をぐっと上げちゃいましょう！



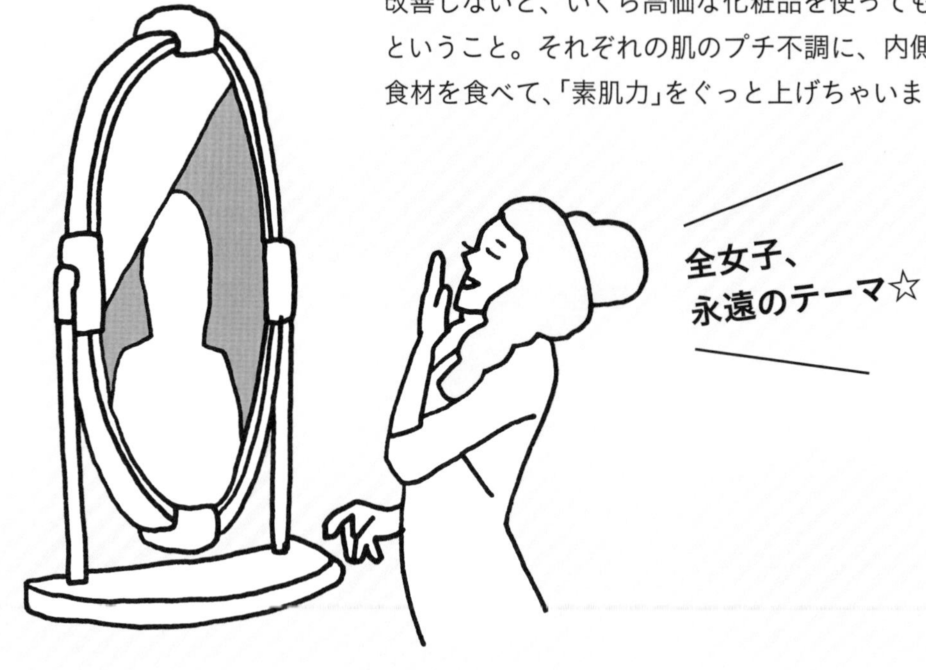


ごはんのヒント

1 肌トラブルがある人には、便秘がちな人が多いのも事実。P38～の「便秘」のレシピも参考にしてお通じをよくして。

2 甘いものや冷たいもの、油っこいものなどは血を汚し、食べすぎるとてきめんに肌に出ます！　なるべく控えめに。

プチ養生のヒント

睡眠不足は美肌の敵！　漢方では、夜は肌のうるおいをチャージする絶好の時間。遅くとも0時までにはベッドに入る習慣をつけましょう。

## パサパサ乾燥肌タイプ

- □ 肌が乾燥して、砂漠状態。
  とくに秋冬はカサカサ
- □ 髪もツヤがなくて、まとまらない
- □ 最近、シワが気になりはじめた
- □ コーヒーは一日2杯以上
  タバコもやめられません……
- □ 正直、一年中エアコンがない生活は
  考えられない！
- □ 辛いものが好き
- □ 便秘ぎみで、コロコロうんちが出る

**[なんで乾くの？]** 秋冬の空気や、エアコンによる乾燥など、外からの影響にプラスし、体の内側をうるおす水分が枯れています。カフェインや、香辛料のとりすぎはよけいに体の乾燥を引き起こすので、控えて！

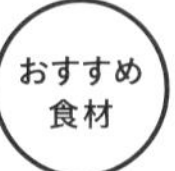


肌表面の保湿に励むのと同じ気持ちで、体の内側をうるおす食材を。白い食材は体の内外をうるおすものが多い。

**豆乳 豆腐**
**牛乳 豚肉**

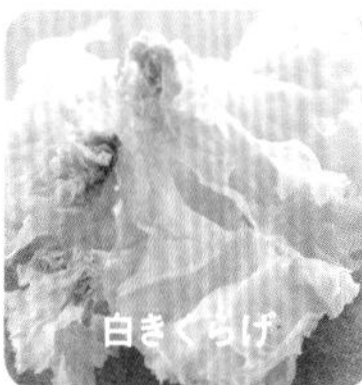


美肌食材の代表格♥

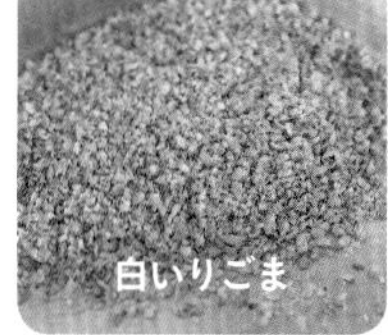


体の内側をしっとりさせる

---

## ストレスくすみ肌タイプ

- □ とにかく肌のシミ・ソバカスが
  気になる！
- □ 目の下の青クマを消す
  コンシーラー、手放せません
- □ ストレスがたまって、イライラする
- □ 気づくと、あざができている
- □ 最近睡眠不足で、お疲れぎみ
- □ 生理痛や生理不順に悩んでマス

**[なんでくすむの？]** ストレスによって「気」と「血」のめぐりが悪くなり、肌が血行不良を起こしているタイプ。血がドロッとして詰まるのでクマやシミができやすいのです。忙しく働く女子は、くすみやすいので注意！

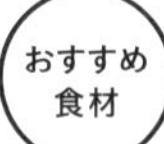


気と血のめぐりをよくする働きのある、香りのよい食材や、色の濃い食材を積極的に食べて。

**酢 セロリ**
**ピーマン ミント**
**オレンジ ねぎ**
**にら らっきょう**

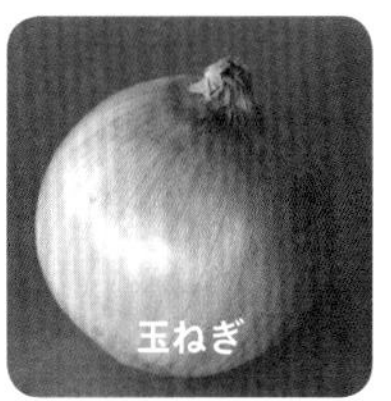


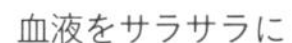
血液をサラサラに

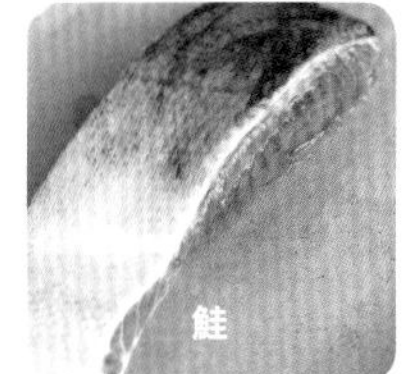


血行不良を改善！



---

## ニキビ・クレーター肌タイプ

- □ いわゆる大人ニキビ、
  とくに化膿する赤ニキビができやすい
- □ 油っこいものが好き
- □ ごほうびスイーツは欠かせない
- □ 好き嫌いは多いです
- □ 便秘歴は、筋金入り
- □ 最近睡眠不足です

**[なんでブツブツするの？]** 油っこいものや甘いものの食べすぎ、ストレスが原因で体に熱がこもっています。この熱が毒となり、肌表面に出ているタイプ。熱をさますだけでなく、きれいな水分を補うのも大事！

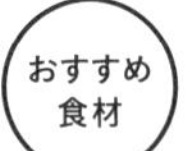


まずはこもった余分な熱をさまして胃腸の働きをよくし、効率よくデトックスすること。解毒作用のある食材が◎。

**トマト セロリ**
**大根　豆腐**

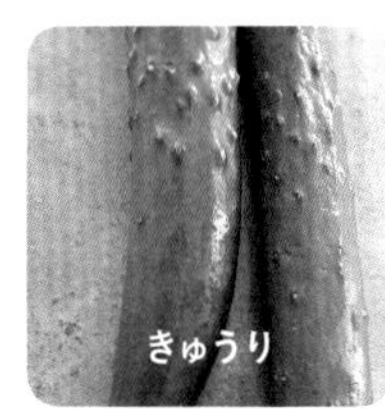


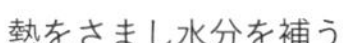
熱をさまし水分を補う

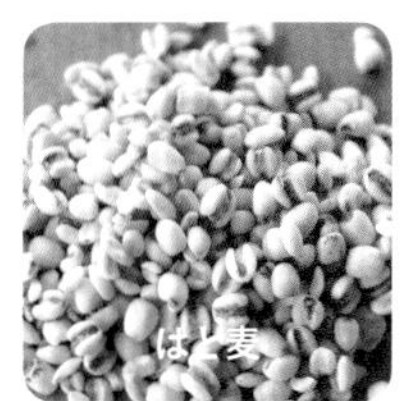

ニキビの内服薬になるほどの薬効

パサパサ乾燥肌＆ニキビ・クレーター肌に

# 乾燥＆肌荒れに気づいたら ツルツル美肌豆乳鍋

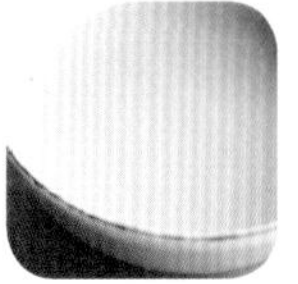
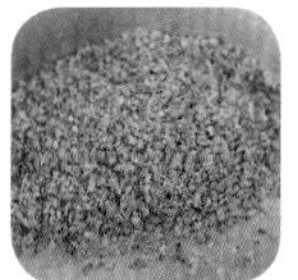

体を内側からうるおし、肌をしっとりなめらかにする白きくらげ、大根、豆乳、白ごまなど、白い食材がオンパレードな最強美肌鍋。白きくらげのコリコリとした食感が、やみつきになります。

**材料｜作りやすい分量**

豚ロース薄切り肉（しゃぶしゃぶ用）：160g
木綿豆腐：1丁（約300g）
大根：1/2本（約400g）
白きくらげ（乾燥）：5g
豆乳（成分無調整）：1カップ
煮汁
　みそ：大さじ2
　鶏ガラスープの素（顆粒）：小さじ2
　めんつゆ（3倍希釈タイプ）：大さじ1
　水：1と1/2カップ
白すりごま：大さじ2

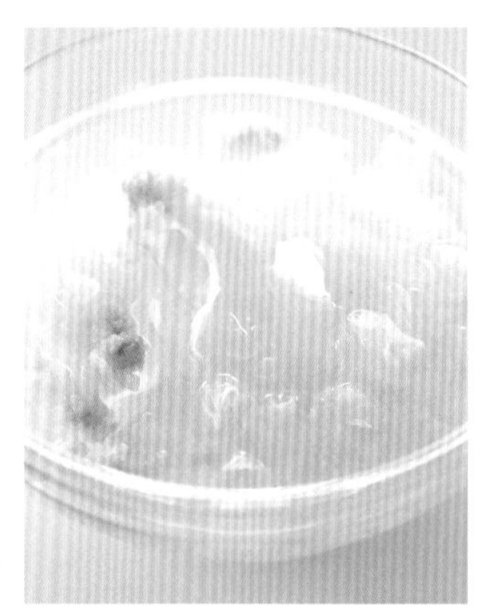
1

**作り方**

1 白きくらげはたっぷりの水に10分ほどつけてもどす。水けをきって、堅い部分を切り落とし、食べやすく切る。豆腐は食べやすく切る。大根はピーラーで薄く削る。

2 鍋に煮汁の材料を入れて混ぜ、火にかける。煮立ったら**1**と豚肉を加え、肉の色が変わるまで煮る。豆乳を回し入れ、1分ほど煮る。白すりごまをふる。

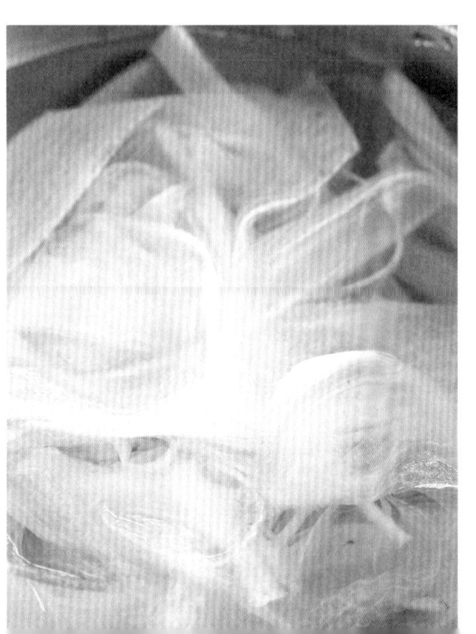

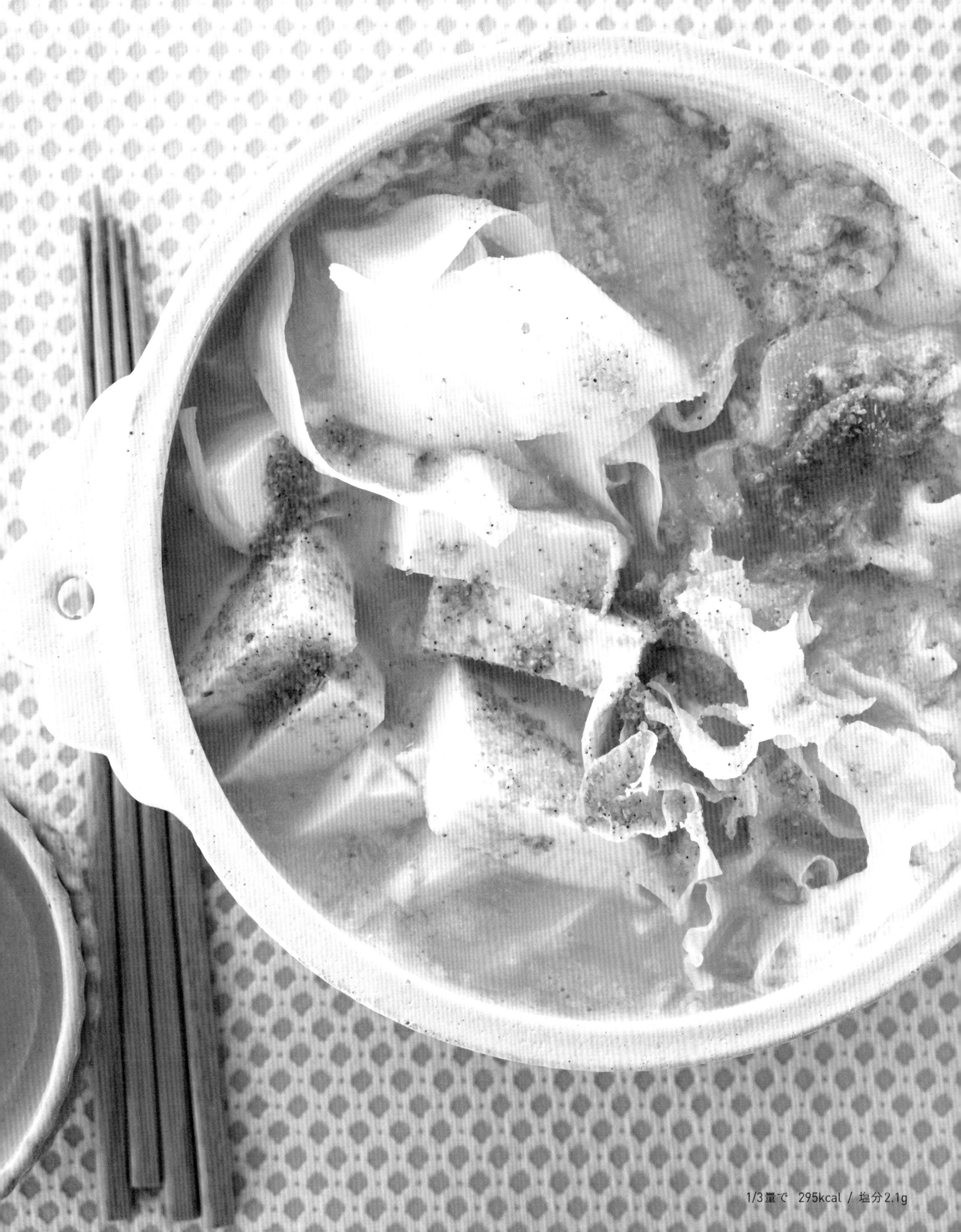

1/3量で　295kcal ／ 塩分2.1g

1人分　293kcal / 塩分1.6g

肌のトーンが明るくなる♪ くすみ肌に

# 鮭のしょうが照り焼き

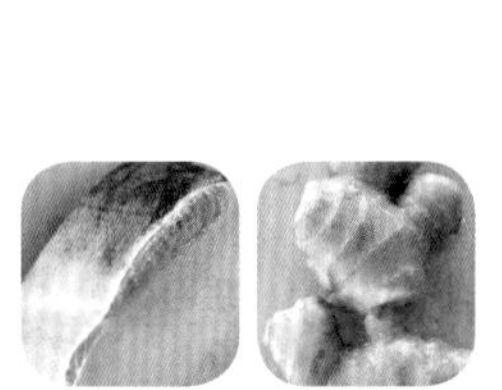

気と血の流れをよくし、血行不良による肌くすみを改善する鮭。
体を温めるしょうがだれをからめれば、白いご飯とも相性バッチリ♥

**材料｜2人分**

生鮭の切り身(大)：2切れ
しょうがにんにくだれ
- しょうがのすりおろし：1かけ分
- にんにくのすりおろし：1かけ分
- 酒、しょうゆ、みりん、水：各大さじ1

小麦粉：適宜
サラダ油：小さじ2
万能ねぎの小口切り：少々

**作り方**

1 鮭は4つ切りにし、小麦粉を薄くまぶす。たれの材料を混ぜる。フライパンにサラダ油を中火で熱し、鮭の両面をこんがりとするまで焼く。たれを回し入れ、さっと煮からめる。万能ねぎを散らす。

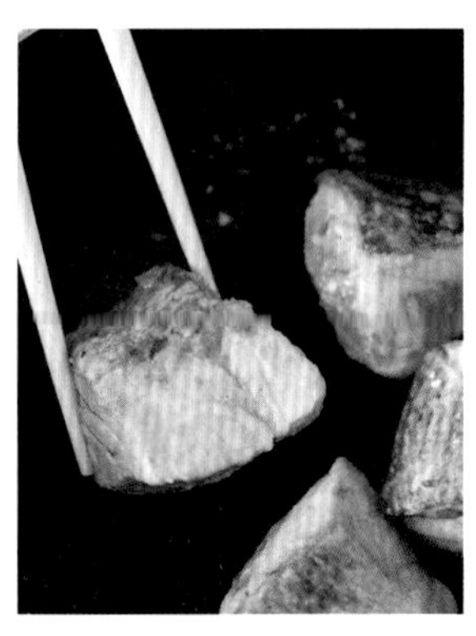

大人ニキビに一撃！ ニキビ・クレーター肌に

# はと麦のDELI風サラダ

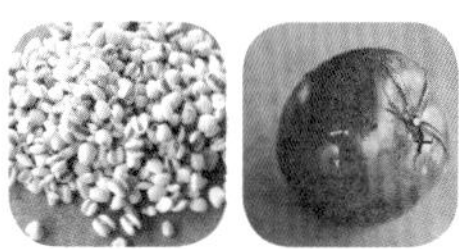

ニキビには、体の毒を流すはと麦が一番！　さらにトマト＆きゅうりで余分な熱をさまし、きれいな水分を補えば、繰り返すニキビにサヨナラできます。

材料｜2人分

はと麦：30g
トマト：1/2個
きゅうり：1/2本
プロセスチーズ：20g
ハム：2枚
ドレッシング
酢：大さじ1/2
オリーブオイル：大さじ1
塩、こしょう：各少々

作り方

1 はと麦はP53を参照し同様にゆで、ざるに上げる。トマトときゅうり、チーズは1cm角に、ハムは1cm四方に切る。ドレッシングの材料をボールに混ぜる。ボールに野菜とハム、チーズ、ゆではと麦を加えて混ぜる。

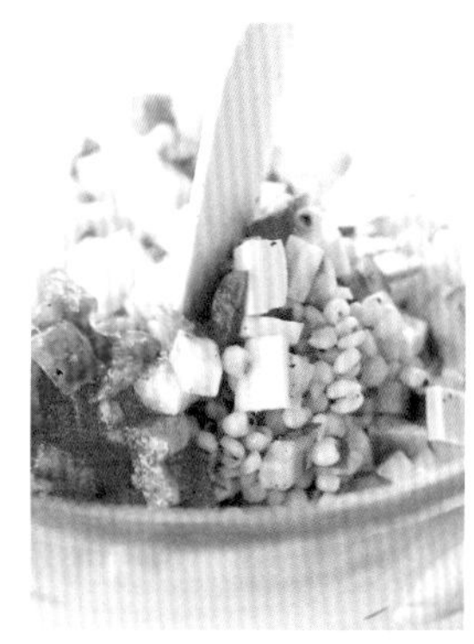



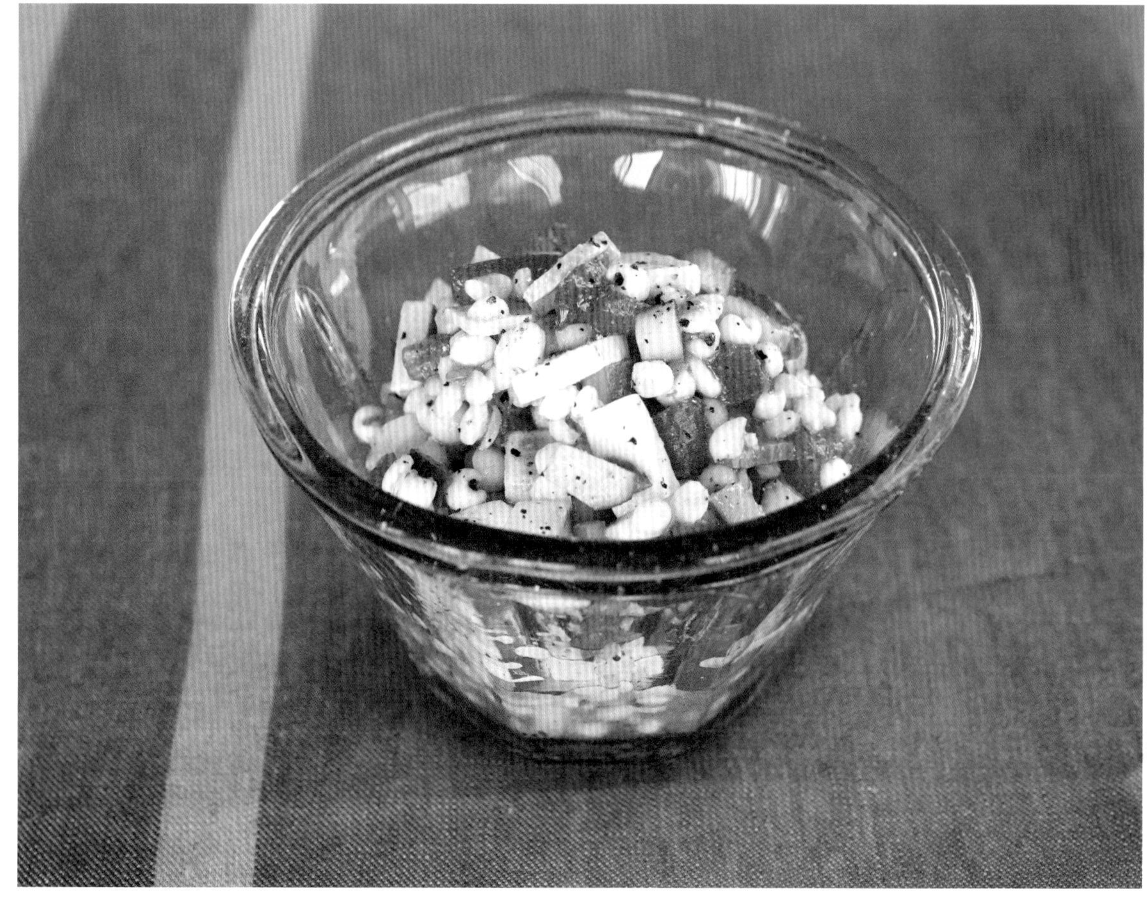

1人分　185kcal / 塩分1.1g

# 7 婦人科トラブル & ホルモンバランス。

生理痛、ホルモンバランスの乱れ、プレ更年期といった、
ライフステージ別にあらわれる、婦人科トラブル。
その原因の多くは、ストレスや冷えといったもの。
じつはストレスは自律神経をつかさどる「肝」に、
冷えは子宮やホルモンバランスをつかさどる「腎（じん）」の
働きに関わりが深く、互いに影響を与えます。
婦人科の不調は、自分のもともと弱い部分に出がち。
今のプチ不調の状態できちんとケアしておくことが、
将来的なリスクを減らすことにもつながります！

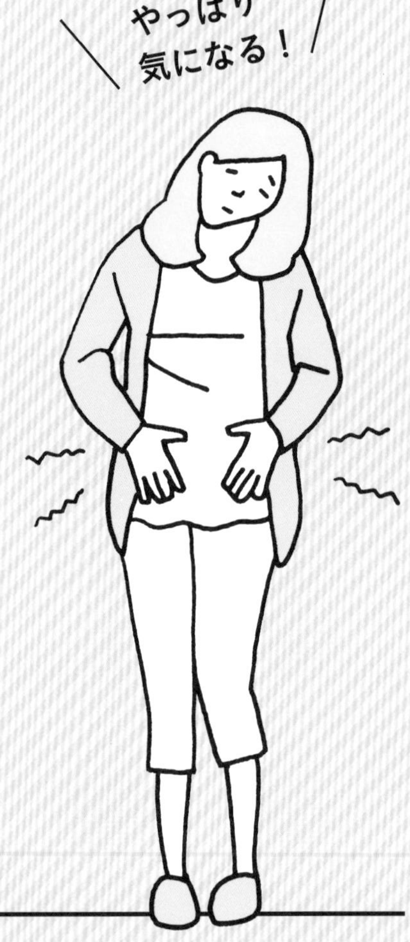




**ごはんのヒント**

「冷えトラブル」タイプはP14～の「冷え」のレシピも◎。冷たいものは避け、なるべく体温以上の温かいものを食べるようにして。

**プチ養生のヒント**

1 どのタイプもストレスは症状を悪化させる犯人！　アロマで「気」のめぐりをよくしたり、適度に運動するなど自分なりのストレス発散法を持ちましょう。

2 女性の一生は「血」にまつわることが多く、婦人科トラブルは誰にも起こる可能性が。食事だけでなく、ホルモンバランスを整える暮らしを心がけて。

3 プチ不調の原因が、子宮や卵巣の病気である場合も。気になることがあれば、まずは婦人科できちんと検査を受けましょう。

## 忙しいアラサー世代に最多！
## ストレストラブルタイプ

- □ PMSがつらく、生理前にとにかくイライラしたり、胸やわき、おなかが張ってツライ
- □ 便秘と下痢を繰り返しがち。生理が終わるとスッキリする
- □ 生理痛がある。レバー状のかたまりが出やすい
- □ 生理周期は早まりがちで、安定しない
- □ ため息が多いといわれる

**[なんで不調なの？]** ストレスで自律神経が乱れ、「気」と「血」がめぐらず、血行不良を起こしているタイプ。甘いものの食べ過ぎやオーバーワークが原因のことも多く、そのため働くOL女子がなりやすい傾向が。

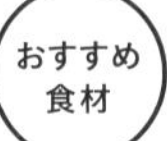


気と血のめぐりをよくする働きのある、香りのよい食材や、色の濃い食材を積極的に食べましょう。

**しょうが バジル
セロリ ピーマン
ミント オレンジ
なす にら
らっきょう**

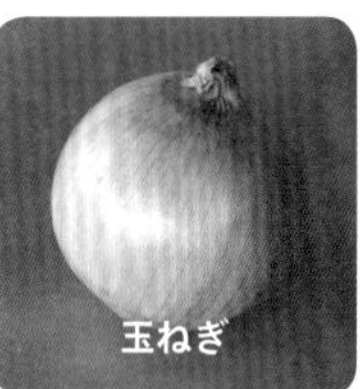


特有の香りが気のめぐりをスムーズにする

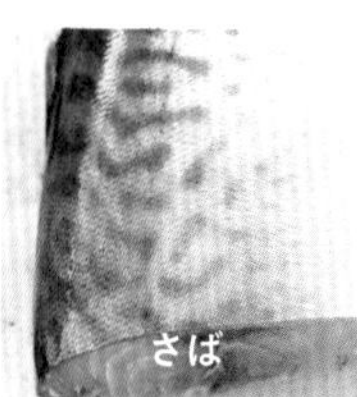


詰まったドロドロ血をサラサラにする

---

## 30代以降に急増！
## 冷えトラブルタイプ

- □ 年齢を重ねるごとに冷えやすく、生理痛も重くなってきた
- □ 冷えると生理痛が重くなりがち。生理のとき腰痛がある
- □ トイレが近くなり、尿の量が増えた。夜中にトイレで起きることも
- □ 下半身が冷え冷え。靴下の重ねばきはマスト！
- □ サラダや刺し身などの生もの、冷たいビールが好き

**[なんで不調なの？]** ホルモンをコントロールする「腎」が弱まっています。そのために体が温まらず、冷えて生理痛などを起こしがち。腎が弱くなると老けやすくなったり、この先更年期障害が重くなる可能性も！

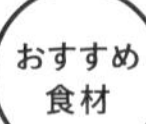


腎を補う働きのある「黒い・赤い」食材、そして体を温めるパワーを持つ温熱性の食材を選んで。

**黒ごま 黒砂糖
えび 山椒 くるみ
にら 鶏肉 羊肉
赤唐辛子 シナモン**

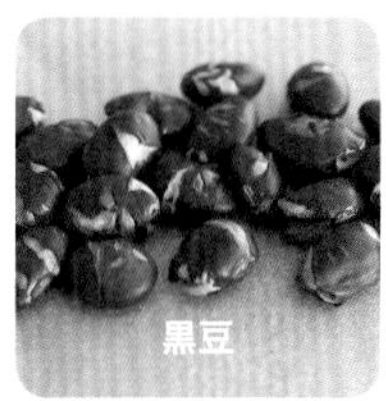


アンチエイジング効果◎

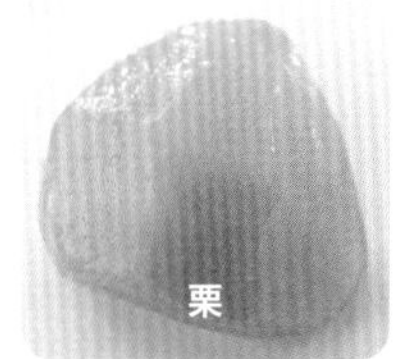


「腎」の老化を食い止める

---

## 何だかカッカするんです。
## プレ更年期タイプ

- □ とにかくイライラしがち。以前より怒りっぽくなった
- □ 目が充血し、のどが渇く
- □ ホットフラッシュぎみ。顔がほてって、カッカする
- □ 生理不順。生理痛もある
- □ めまいや耳鳴りがある
- □ 便秘がち

**[なんで不調なの？]** 全身の気のめぐりと自律神経を整える「肝」がトラブルを起こしているタイプ。自律神経が過緊張状態になることで、情緒不安定になったり、気が頭に上って熱になることで、のぼせの原因に。

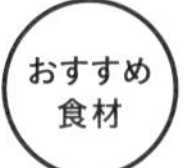


気のめぐりをよくして肝の働きを助ける香りのよい食材、体にこもった余計な熱をさます食材を積極的に食べて。

**セロリ いか
トマト みかん
ゆず ミント
くこの実**

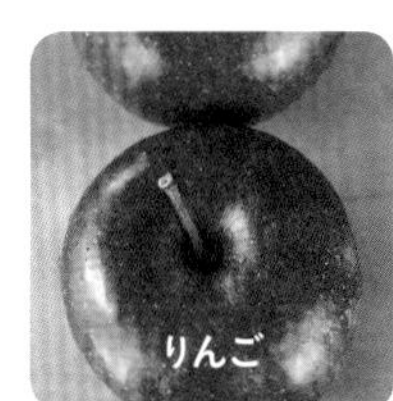


ほてりや高血圧に効く

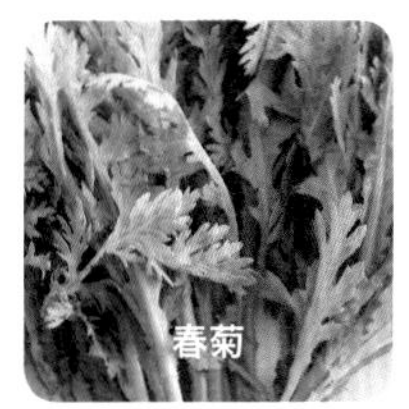


肝の働きを助け、イライラを抑える

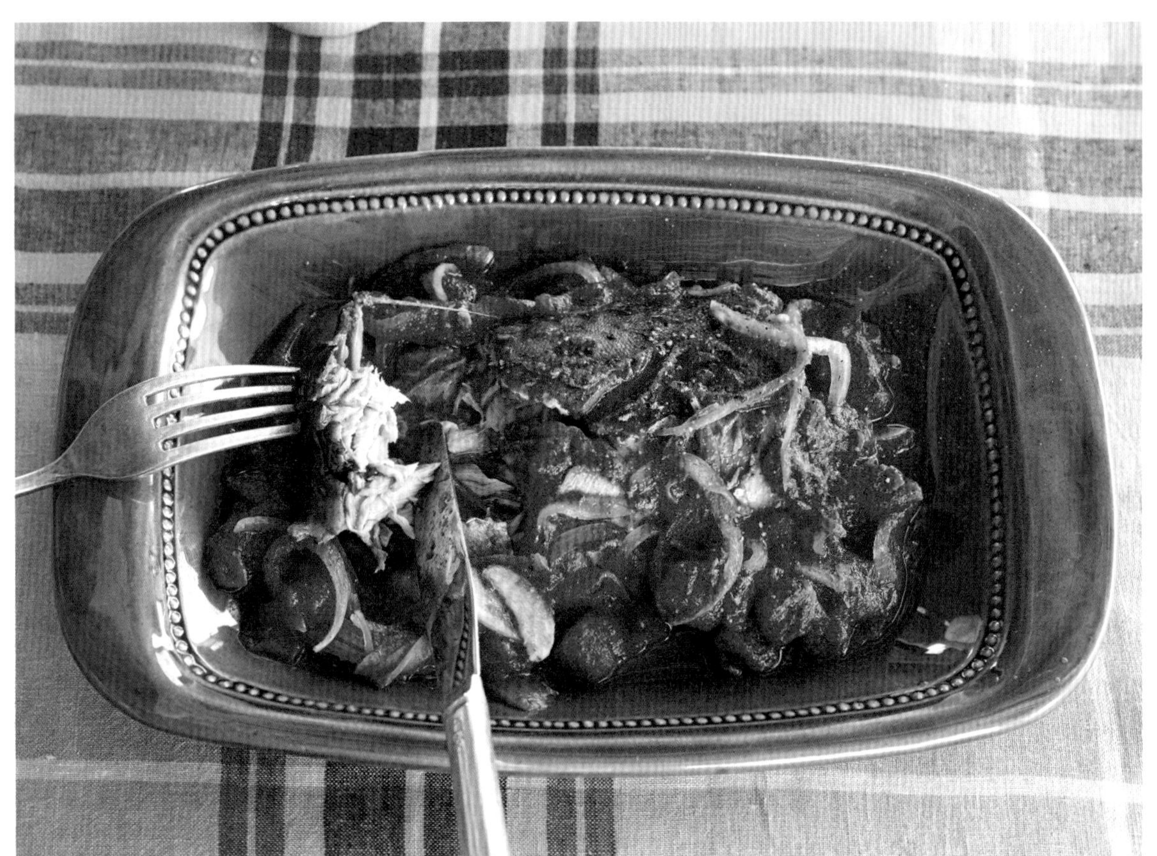



1人分　232kcal / 塩分2.1g

ストレストラブルに

## ツライPMSを軽くする
# さばのトマト煮

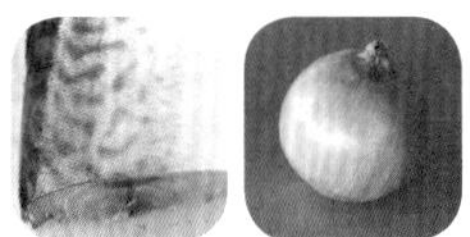

血めぐりをよくするさばと、気の流れをスムーズにする玉ねぎをさっぱりしたトマト味で。
さばは気や血を補う作用もあるので、疲れやすい女子におすすめです。

**材料｜2人分**

さばの切り身(半身のもの)：2切れ
玉ねぎの薄切り：1/2個分
にんにくの薄切り：1かけ分
塩：小さじ1/2
粗びき黒こしょう：少々
オリーブオイル：小さじ2

煮汁
- カットトマト缶詰(400g入り)：1/2缶
- 白ワイン：大さじ2
- 塩、こしょう：各少々
- ローリエの葉：1枚
- 水：1/2カップ

**作り方**

1 さばはペーパータオルで水けを拭き、身の部分に塩と粗びき黒こしょうをふる。フライパンにオリーブオイルを中火で熱し、にんにくとさばを皮目を下にして並べ、両面を2分ずつ焼く。

2 **1**に玉ねぎと煮汁の材料を加えてかるく混ぜ、煮立ったらふたをして10～15分蒸し煮にする。

冷えトラブルに

## 冷えによる生理痛にも◎
# ぷるぷる貴妃鶏（きひち）

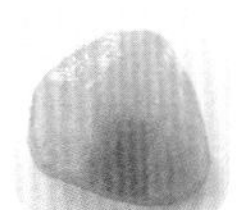

あの楊貴妃が愛した美容食を、ぽかぽか食材でアレンジ！
コラーゲン豊富でおなかを温める鶏肉、「腎」の働きを助ける栗を、しょうゆ味で煮込みます。冷えによる痛みはもちろん、アンチエイジング効果も抜群♡

**材料｜2人分**

鶏手羽中：6～8本
ねぎ：2本
栗の甘露煮：4個
生しいたけ：2個
にんにく：1かけ
しょうがの薄切り：1/2かけ分
ごま油：小さじ2
水溶き片栗粉
- 片栗粉：小さじ1
- 水：大さじ1

煮汁
- しょうゆ：大さじ1½
- 酒、みりん：各大さじ1
- 黒砂糖：大さじ½
- 水：1カップ

**作り方**

1 ねぎは長さ4cmに切る。しいたけは軸を切り、幅5mmの薄切りにする。にんにくは縦4等分に切る。水溶き片栗粉の材料を混ぜる。

2 フライパンにごま油を中火で熱し、鶏肉を皮目を下にして入れ、ときどき返しながら、焼き色がつくまで焼く。水溶き片栗粉以外の材料を加え、煮立ったら15分ほど煮る。水溶き片栗粉をもう一度よく混ぜてから回し入れ、とろみをつける。

2

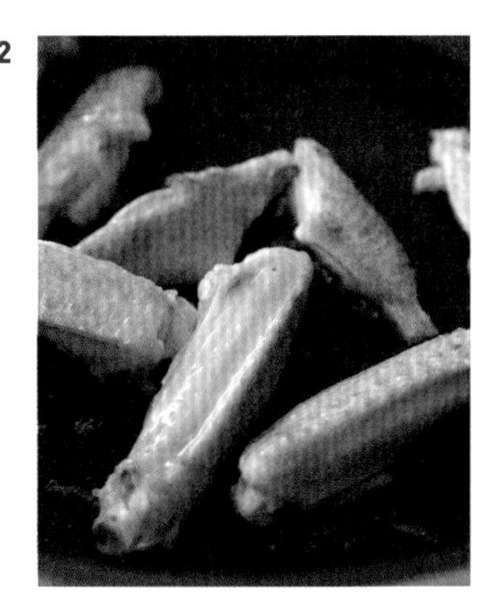

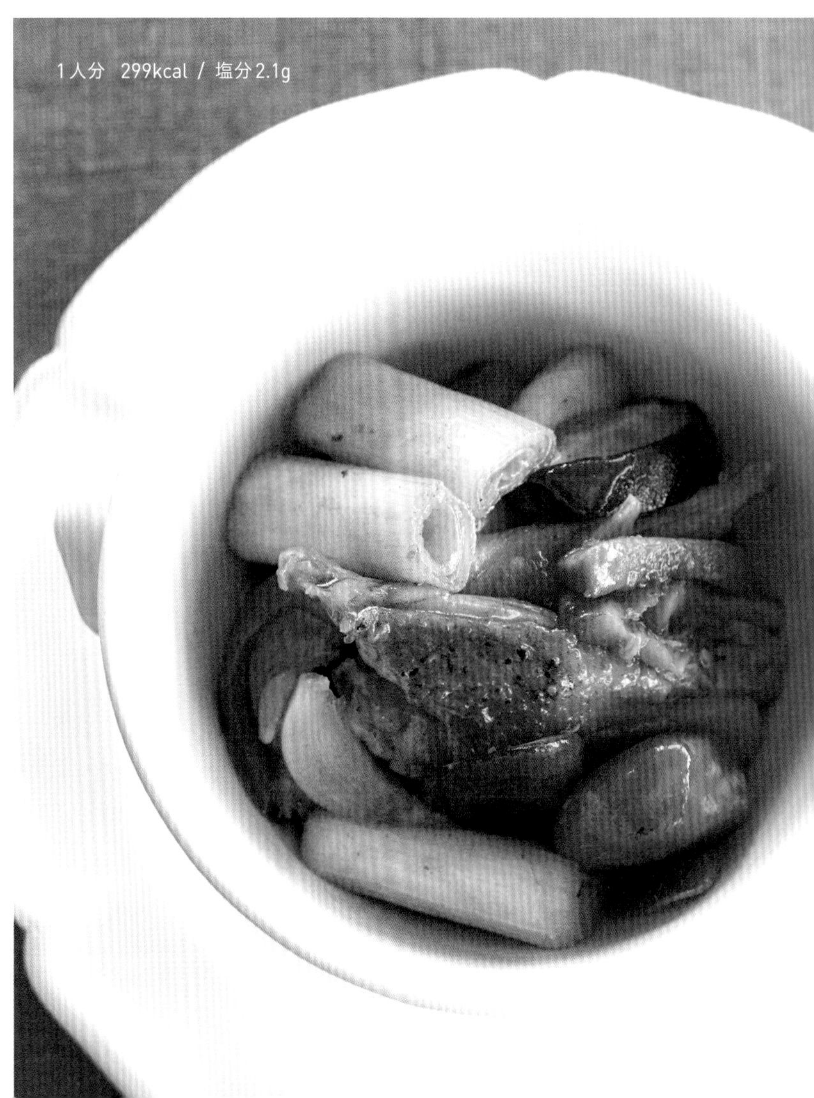

1人分　299kcal ／ 塩分2.1g

女性の体をやさしくいたわる 冷え＆ストレストラブルに

# 黒豆としょうがの炊き込みご飯

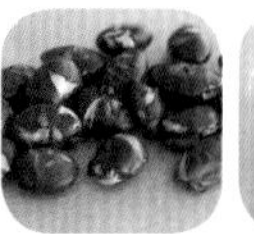
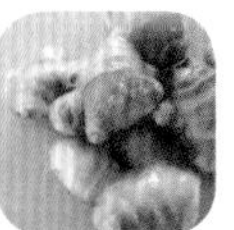

体を温めるしょうがと、「腎」と「血」を補う黒豆は、貧血や生理不順によく効きます。婦人科トラブルに悩む人は、ぜひ試してほしい一品。黒豆のやさしい甘みにほっとします。

**材料｜作りやすい分量**

米：2合（360mℓ）
いり黒豆：20g
しょうがのせん切り：1/2かけ分
酒：大さじ2
塩：小さじ2/3

**作り方**

1 米はといでざるに上げ、水けをきる。炊飯器の内がまに米を入れ、2合の目盛りまで水を注ぐ。黒豆、しょうが、酒、塩を加え30分ほど浸水させ、普通に炊く。炊き上がったら、さっくりと混ぜる。

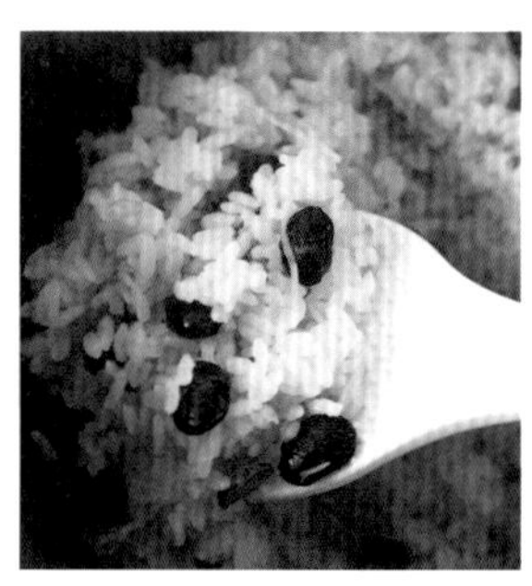



ほてりを感じたら プレ更年期トラブルに

# 春菊とりんごのサラダ

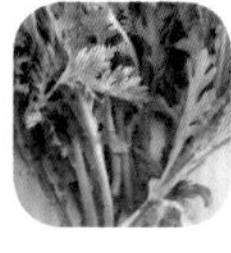
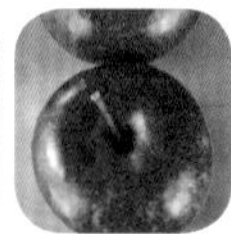

「肝」の働きを助け、ほてりを抑える春菊と、口の渇きをいやすりんご入りのさわやかサラダ。香りと歯ざわりのよさがウリです。

**材料｜2人分**

春菊：1/2わ（約80g）
りんご：1/4個
ドレッシング
- 酢：大さじ1/2
- オリーブオイル：大さじ2
- 砂糖：小さじ1/2
- 塩：小さじ1/4
- こしょう：少々

**作り方**

1 ボールにドレッシングの材料を混ぜる。春菊は葉を摘み、茎は根元の堅い部分を切って、斜め薄切りにする。りんごはよく洗い、皮つきのまま横に幅5mmに切る。ドレッシングのボールに春菊とりんごを加えてあえる。

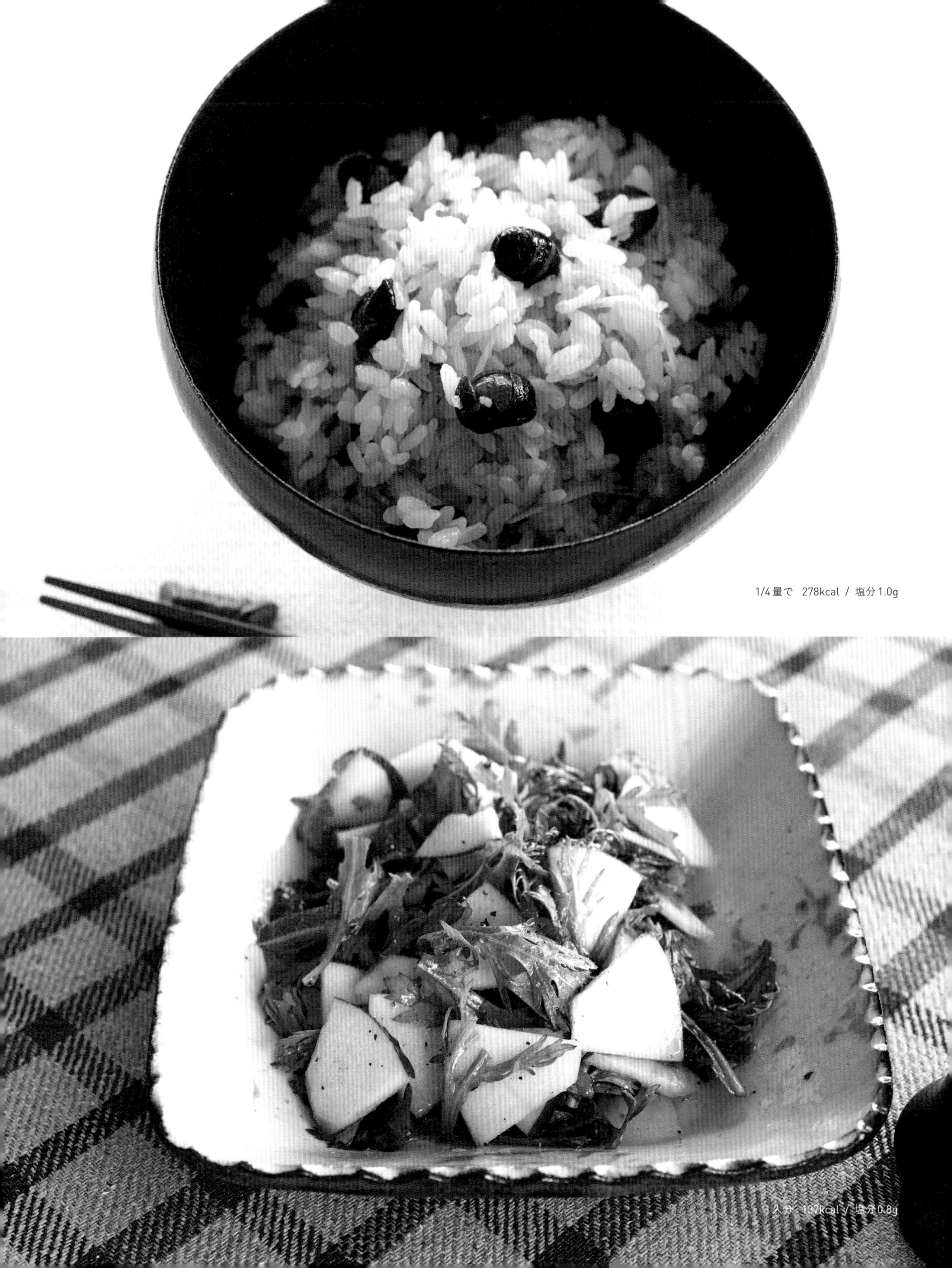
1/4量で　278kcal / 塩分1.0g

1人分　137kcal / 塩分0.8g

ホルモンバランスを整える ストレス&プレ更年期トラブルに

# なすとトマトのバジル炒め

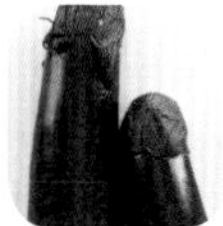

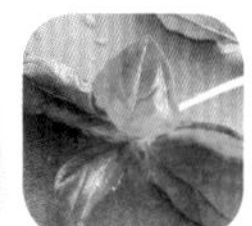

血行不良を改善するなすと、自律神経を整えるトマトを、パパッと炒めるだけ。
バジル特有のさわやかな香りが、気のめぐりもよくしてくれます！

**材料｜2人分**

なす：2個
トマト(大)：1個
バジルの葉：5～6枚
にんにくの薄切り：1かけ分
オリーブオイル：大さじ1
塩：小さじ1/2
砂糖：ひとつまみ
粗びき黒こしょう：少々

**作り方**

1 なすは幅5mmの輪切りにする。トマトは縦8等分のくし形に切る。フライパンにオリーブオイルとにんにくを入れて、中火で熱する。香りが出たら、なすと塩を加え炒める。

2 なすがしんなりとしたら、トマトを加えてさっと炒め、粗びき黒こしょう、砂糖を加えて、さらに炒める。バジルを加えて、ひと混ぜする。

2

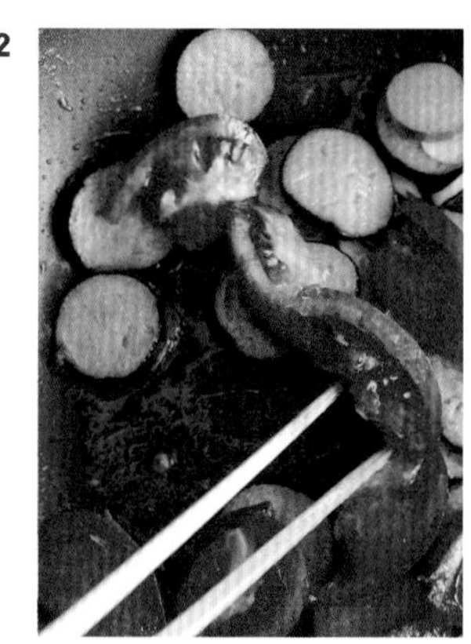

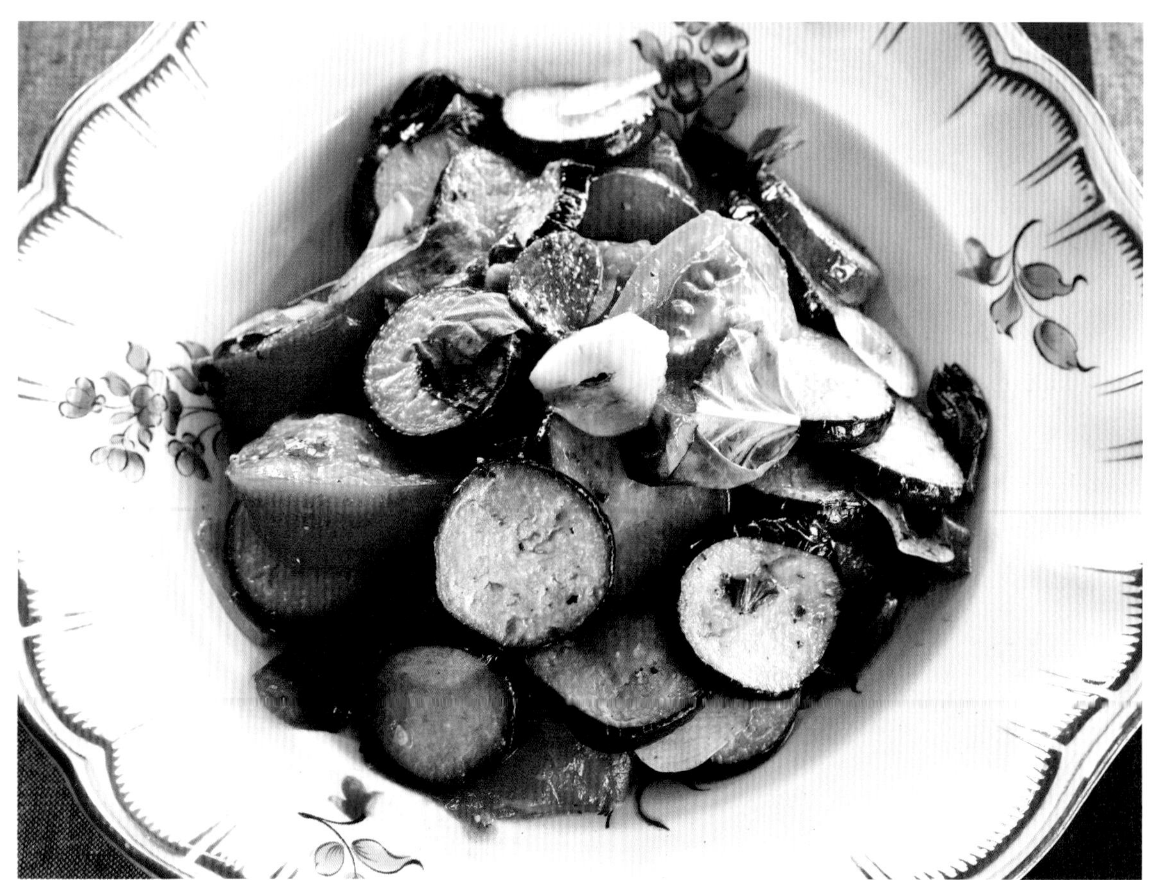

1人分　100kcal / 塩分1.5g

# プチ不調別
# オマケレシピ

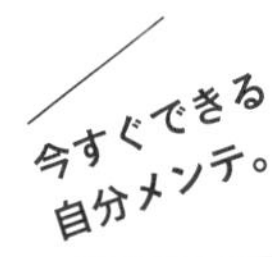


締めくくりは、各「プチ不調」に効く、
とにかく簡単なレシピ＆食べ方をご紹介。
「ちょっと調子悪いかも？」と思ったら、
すぐ取り入れられる手軽さがウリです。いつもの
ごはんに1品プラスしたり、置き換えたり
するだけでも、底上げしてくれること間違いなし！

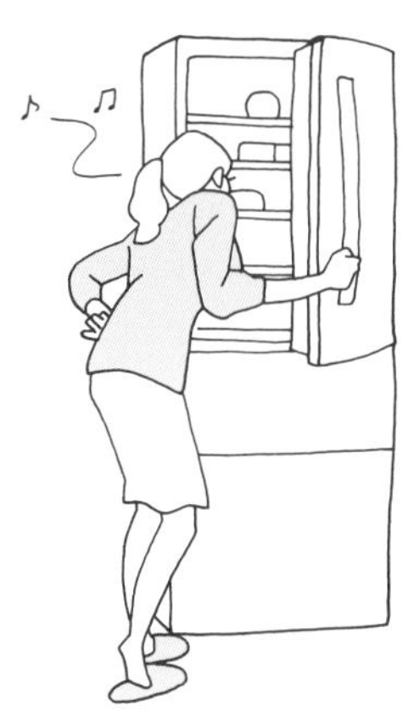

冷え

## ピリ辛しょうがふりかけ

血行をよくする削り節と、体を即温めるしょうがの黄金コンビ。ご飯にかけるのはもちろん、野菜とあえても。ひとふりでポカポカパワーを発揮！

材料と作り方 しょうがのみじん切り2かけ分としょうゆ、みりん各大さじ2を小鍋に入れて、中火にかける。煮立ったら、削り節2パック（約10g）と七味唐辛子小さじ1/2を加えて混ぜる。

1/4量で　40kcal / 塩分1.3g



## 長いもの梅だれあえ

消化を促進してくれる長いもと梅と組み合わせた、胃腸にやさし〜い小鉢。疲れて食欲がないときも、これなら食がすすむハズ。

材料と作り方 長いも120gは皮をむいて1cm角に切る。たたいた梅肉1個分と、みりん少々を混ぜたたれであえ、白いりごま少々をふる。

1/2量で　43kcal / 塩分0.6g

疲れ

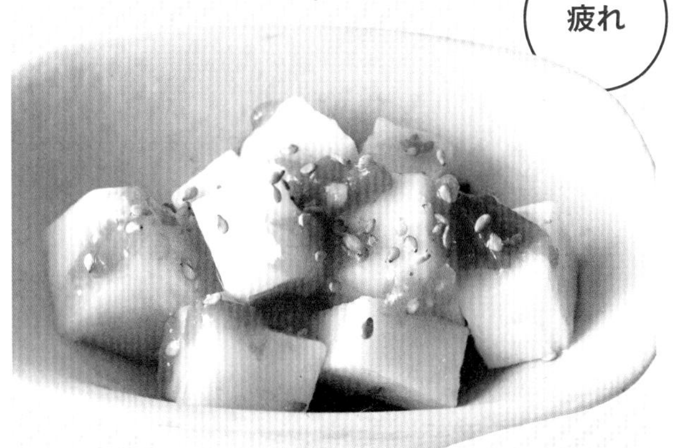

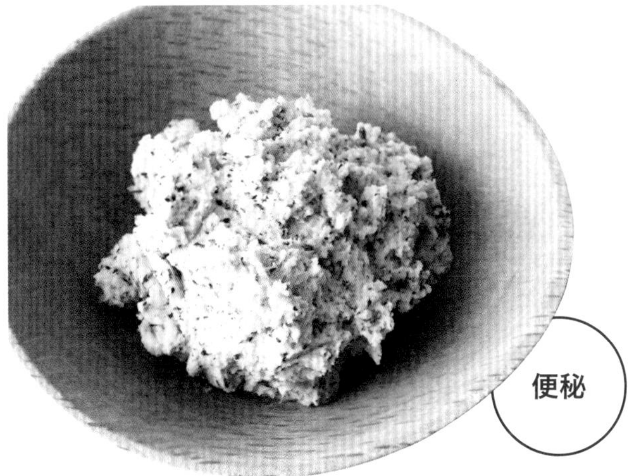

便秘

## 黒ごまチーズDIP

腸をうるおすクリームチーズと、「血」を補う黒すりごまが、お通じを促します。トーストに塗ったり、野菜スティックにつけて食べてもおいしい！

材料と作り方 クリームチーズ50gは室温に置いて柔らかくする。黒すりごま大さじ1、はちみつ小さじ1/2、粗びき黒こしょう少々を加えて練る。

1/2量で　117kcal / 塩分0.2g

＊材料はすべて作りやすい分量です。

## 大根おろしのしょうゆがけ withレモン

外食が続いたり、むくみが気になったらこれを。デトックス作用のある大根で、食べすぎをリセット。

材料と作り方 大根おろし50gにしょうゆ少々をかけ、レモンのいちょう切り1枚を添える。

全量で 13kcal / 塩分0.2g

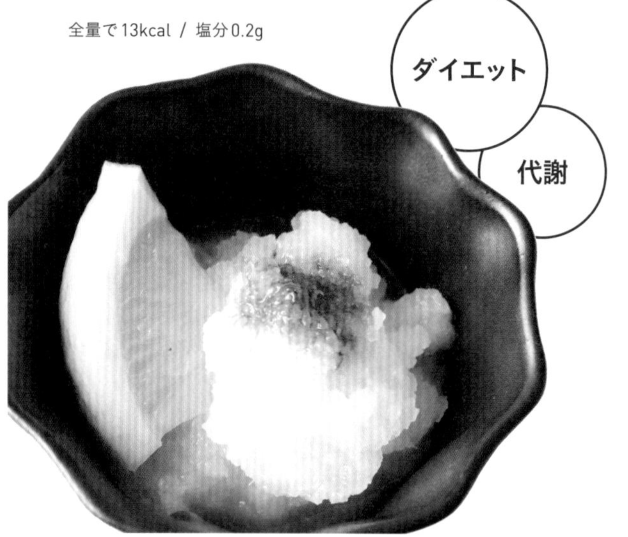

ダイエット

代謝

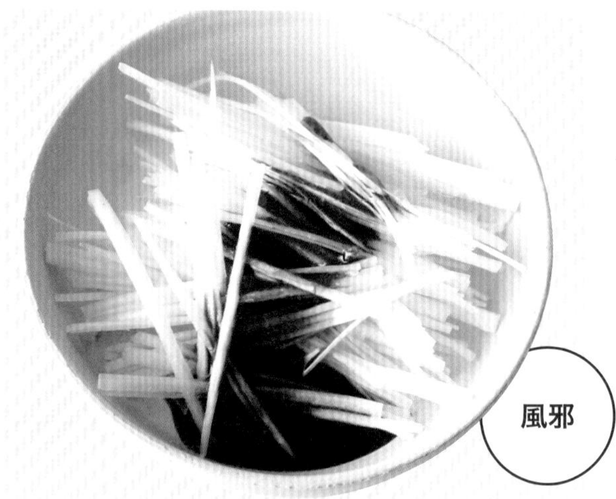

風邪

## ねぎのオイスターソースがけ

発汗作用があり、邪気を散らすねぎ。かきの栄養が凝縮されたオイスターソースをかけて、ひき始めの風邪を撃退します！

材料と作り方 ねぎのせん切り50gに、オイスターソース適宜をかける。

全量で 18kcal / 塩分0.3g



## ホットハニーミルク

肌の乾燥を防ぐ牛乳に、皮膚を生まれ変わらせ、すべすべにするはちみつをIN！ 肌荒れや乾燥が気になるあなたに。

材料と作り方 小鍋に牛乳1カップとはちみつ小さじ1を入れてかるく混ぜ、火にかける。煮立ったらカップに注ぎ、好みではちみつを加える。

全量で 159kcal / 塩分0.2g

美肌

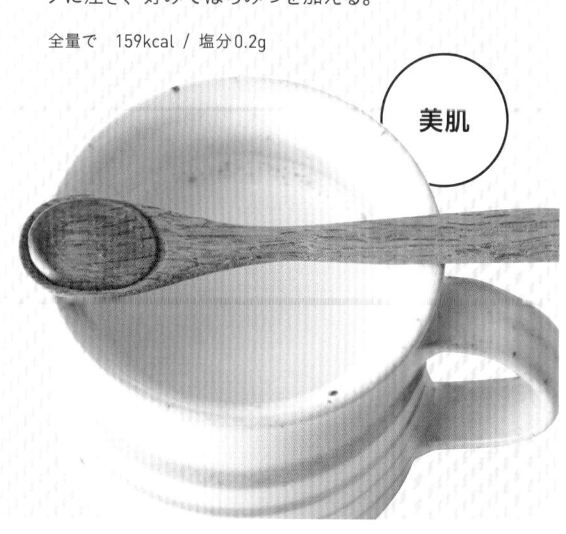

婦人科

ホルモンバランス

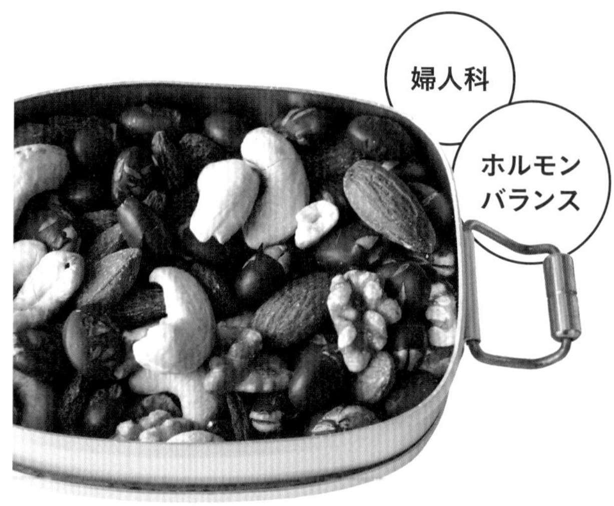

## 持ち歩き くこナッツMIX

ホルモンバランスを整える黒＆赤の食材とナッツを合わせた完璧な組み合わせ。おやつ感覚でどうぞ。

材料と作り方 いり黒豆40g、くこの実20g、ミックスナッツ40gを混ぜ、ファスナーつき保存袋や密閉容器に入れる。

1/4量で 123kcal / 塩分0.1g

＊材料はすべて作りやすい分量です。

PART 2

＼私はどのタイプ？／

# 体質チェック＆プチ養生法

このプチ不調の原因、体質と関係ある？　もっと深く自分のタイプを知りたい！
そんな人のために、漢方の観点から見る体質と、そのタイプに合った簡単な養生法＆
スペシャル常備菜レシピをご紹介。自分にきちんと合った食養生を取り入れれば、
不調の改善だけでなく、体質そのものの改善にもつながりますよ。



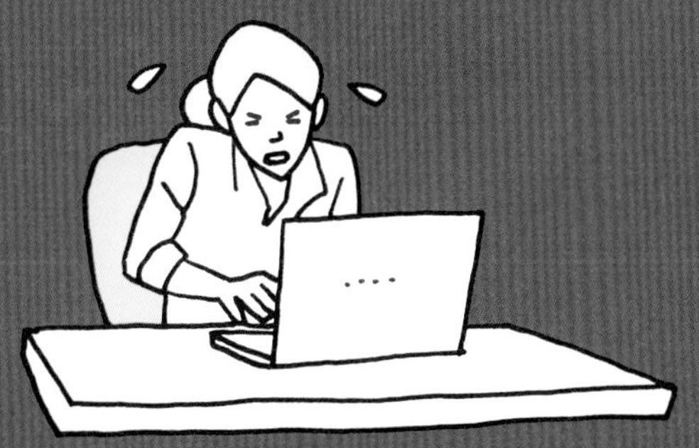

# あなたの体質はどのタイプ？

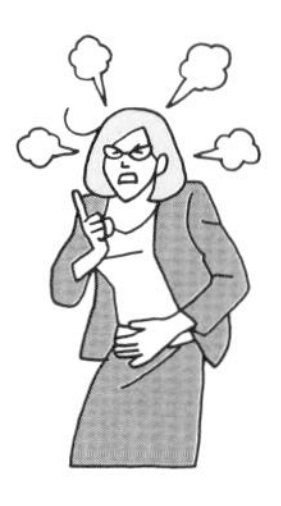

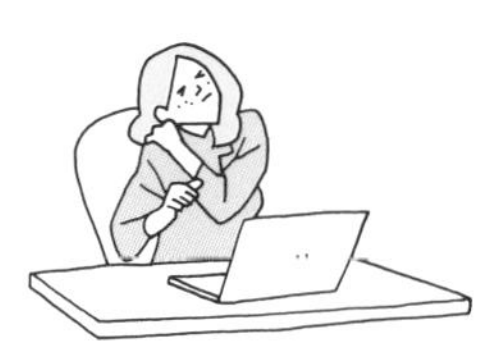

漢方では「体質」の見極めも大切。「食養生」という言葉があるように、体をつくる基本になるのが食事であり、「体質に合った食事」が、健康を大きく左右すると考えられているからです。まずは自分の体質をチェックしてみましょう！

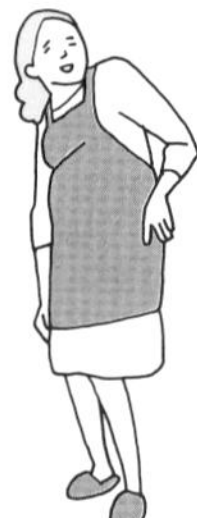

## 「気」「血」「水」のめぐりや「寒熱」で体質を見極めます

漢方で考える代表的な体質は下の8つ。チェック項目でいちばん多く当てはまったところがあなたの体質です。体質を見極めるポイントは2つあります。ひとつは体の構成物質「気」「血」「水」が不足していたり、めぐりが悪化していないか。もうひとつは、「寒」と「熱」の強さです。「気」は生命エネルギーで、元気の源。「血」は血液とその働きで、栄養や酸素を全身に運ぶもの。「水」は血液以外の水分で、水分代謝などに関わるもの。また「寒」が強いと体を温める力が弱くて寒さを感じやすく、「熱」が強いと余分な熱がこもって暑がりになります。

漢方では、これらの要素が過不足なく、めぐりがよく、バランスがとれている状態を健康と考えます。



### 気虚 元気がなくて、疲れやすい……ぐったりさん

- □ 疲れやすく、気力が出ない
- □ 日中、汗をかきやすい
- □ 呼吸が浅く、すぐに息切れする
- □ 風邪をひきやすい
- □ 胃腸が弱い。胃下垂である

やる気や元気のもとになる、気が不足しています。もともと虚弱体質なのに加え、仕事や家事で忙しすぎたり、こまやかな気配りでストレスを抱えたりすることで、気を消耗し、疲れをまねくのです。

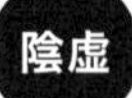

### 陰虚 水分不足で体がオーバーヒート！パサパサさん

- □ 手足がほてりやすい
- □ 口が乾く
- □ やせている、またはやせてきた
- □ 寝汗をかく。寝つきがよくない
- □ 肌や髪が乾燥している

汗っかきで体が熱っぽいのに、肌はカサカサ、髪はパサパサ。余分な熱をさます水分が少ないために、熱がこもり、体がほてってしまいます。ほお骨のまわりだけ赤くなることもあります。

### 血虚 栄養やうるおいが足りない！クラクラさん

- □ 眠りが浅い
- □ 物忘れしやすい
- □ 爪の色が白っぽく、二枚爪になりやすい
- □ 立ちくらみしやすい
- □ 生理の経血量が少ない

栄養や酸素をめぐらすための血が不足しています。貧血でクラクラすることも。食が細い人、虚弱体質の人に多いのですが、間違ったダイエットや偏食による栄養不足が原因の場合もあります。

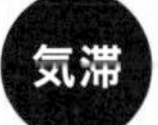

### 気滞 ストレスで気がめぐらない……イライラさん

- □ おなかやわきのあたりが張りやすい
- □ げっぷやおならがよく出る
- □ がんばりすぎてストレスをためがち
- □ 生理前に胸が張りやすい
- □ 便秘ぎみ。下痢と交互の場合も。

気は足りているのですが、めぐりが悪いタイプ。原因の多くは過度のストレスやがんばりすぎ。無理をすることでイライラしやすくなり、そのイライラがさらに気のめぐりを悪くします。

## ［体質を分ける5つのキーワード］

体の構成要素

**気**（き）
生命エネルギー
**気虚**（ききょ） 気が不足している
**気滞**（きたい） 気のめぐりが滞っている

**血**（けつ）
血液とその働きの総称
**血虚**（けっきょ） 血が不足している
**瘀血**（おけつ） 血のめぐりが滞っている

**水**（すい）
血液以外の水分
**陰虚**（いんきょ） 水が不足している
**水毒**（すいどく） 水のめぐりが滞っている

**寒**（かん）
体が冷えている

**熱**（ねつ）
体に熱がこもっている

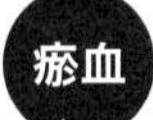


### 血めぐりが悪く、生理トラブルも！ドロドロさん

- □ 肌の色がくすみがち
- □ クマができやすく、治りにくい
- □ 肩こりがひどい
- □ 生理痛がつらい
- □ 経血にかたまりが混じることがある

今の20代～30代の女性にもっとも多いタイプ！甘いものや油っこいものが好きな人に多くみられ、血のめぐりが悪くなっています。生理のトラブルも多く、冷えが強かったり、太りやすいことも。

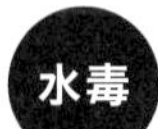


### 余分な水分でむくみがち……ポチャポチャさん

- □ 梅雨や雨のときに体調をくずしやすい
- □ 肌に弾力がない
- □ むくみやすい（特に下半身）
- □ おりものが多い。つばが多い
- □ 体が重くだるい

水分代謝が悪く、体の中に水が滞っています。脚がむくみやすいだけでなく、水が頭に滞ると頭痛やめまいを感じ、胃腸に滞ると吐き気や下痢に。水太りしやすいタイプです。

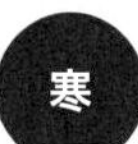


### 体を温める力が足りない……ブルブルさん

- □ 寒がりで冬が苦手
- □ 顔色や舌が白っぽい
- □ トイレが近い
- □ 下痢をしがち。または軟便
- □ おしっこの量が多い、色が薄い

厚着をしても寒く、夏でもクーラーが苦手で、いつも冷えています。顔色が悪く、トイレが近いなどの悩みも。気虚が進み、気がさらに不足することで、このタイプになることもあります。

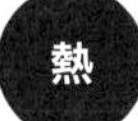


### 熱をつくる機能が暴走中！カッカさん

- □ 暑がりで、のどがすぐに渇く
- □ 顔色が赤っぽい
- □ 冷たいものや油っこいものが好き
- □ 便が固めで、便秘がち
- □ おしっこの量が少ない、色が濃い

体の熱をつくる働きが強すぎて、暴走しています。暑がりで体力があり、健康そうに見えますが、無茶をしすぎて突然体調をくずすことも。野菜ぎらいで、カロリーオーバーな人が多いです。

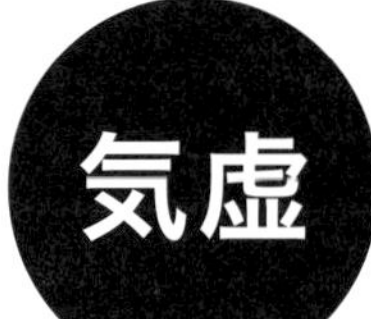


元気がなくて、疲れやすい……

# ぐったりさん

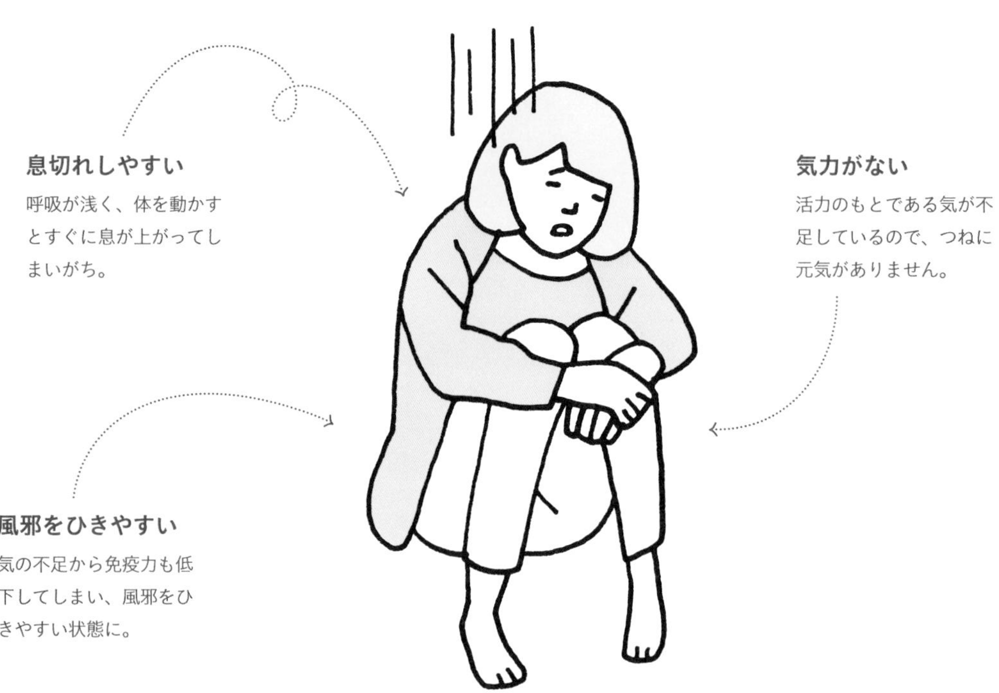




## 特徴 すぐ疲れるし、いつもだるい。よく風邪をひくのも悩み

生命エネルギーの気は、生きていくうえでいちばん大切なもの。この気が不足しているぐったりさんは、疲れやすく、つねにだるさを感じています。生まれつき虚弱体質で気虚の人もいますが、もともと気が充分にある人でもストレスが絶えなかったり、働きすぎると気を消耗し、気虚になってしまいます。気は体の中のめぐりをコントロールするものなので、気虚を放っておくと、血や水のめぐりも悪くなり、瘀血や水毒にもつながる心配が。

気虚の人は朝が苦手なタイプが多いのが特徴。免疫力が低下しているので風邪にも注意して。花粉症、アレルギーも悪化しやすいため、充分に睡眠時間をとり、生活改善を。

**セルフケアのポイント**

### 深呼吸で新鮮な空気を取り込もう

気虚の人は不足している気を補うことが必要。「補気」の働きを持つ食材を積極的にとって。深呼吸をして、新鮮な空気をたっぷり肺に取り入れるのも効果があります。激しい運動はさらに気を消耗させるので、太極拳やヨガ、軽いストレッチなど、ゆったりと呼吸するスポーツがおすすめ。マイペースを心がけることもポイントで、疲れたら周囲を気にせず、自分優先で体を休めましょう。

**[ダイエットしたいなら]**

食事を見直し、足りない気を補って新陳代謝を活発に。朝食をしっかりとることも大切です。ストレッチで代謝を高めるのもおすすめ。

## [ 食生活で気をつけたいこと ]

### 消化のよいもの、気を補うものを食べるのがベスト

胃腸の機能が弱いので、冷たいものや油っこいものなど、消化の悪いものは避けて。体にいいといわれる玄米も、消化・吸収できない人が多いぐったりさんには合わないので、精製した白米のほうが向いています。外食時はどんぶりものやパスタの一品料理より、いろいろなおかずから栄養がとりやすい定食スタイルを選んで。おすすめの食材は長いもやじゃがいもなどの、胃腸を整えて、気をしっかり補ってくれる食べ物。また、牛肉やくこの実などの赤い食べ物や色の濃いものは、気を補いながら、不足しがちな血も補ってくれるので一石二鳥です。

［とりたい食材］

牛肉　豚肉　くこの実　長いも　じゃがいも　さつまいも
生しいたけ　かぼちゃ　大豆　卵

［本書のおすすめレシピ］

P28　MIX豆キーマカレー
P30　きのことウインナのマスタードソテー
P35　長いもの甘辛肉巻き
P43　えのきあんかけオムレツ
P52　さつまいもと昆布のしょうが煮

［スペシャル常備菜］
じゃがいものシンプルコンソメ煮
1/3量で　166kcal



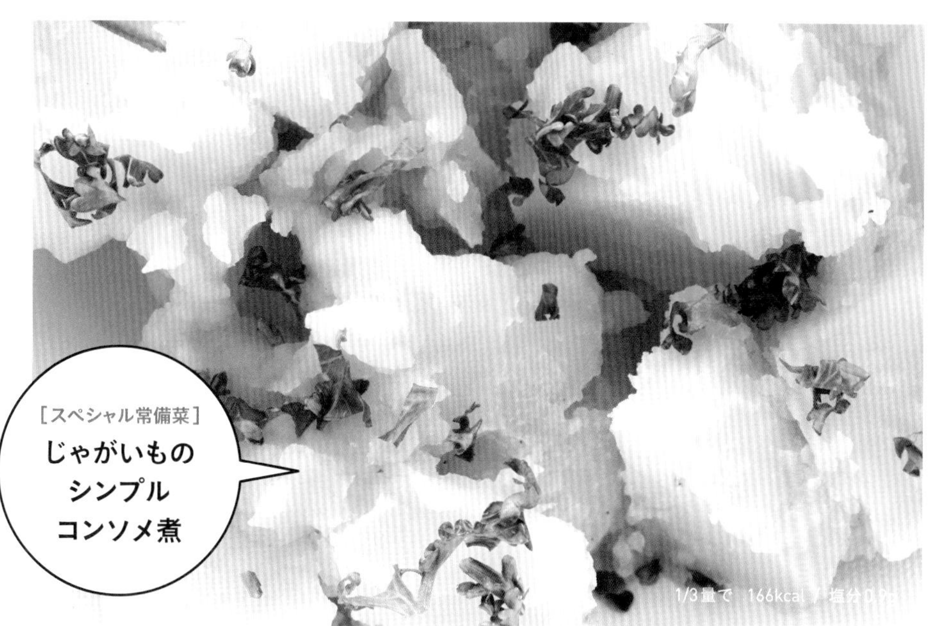

胃腸を丈夫にし、元気を補うじゃがいもをやさしいコンソメ味で。
胃もたれしやすいぐったりさんも、これなら安心★

**材料と作り方** じゃがいも(大)3個は皮をむき、6等分に切る。鍋にじゃがいもと洋風スープの素(顆粒)小さじ1と1/2、バター10g、水1と1/2カップを入れてかるく混ぜ、火にかける。煮立ったら弱めの中火にし、汁けがなくなるまで5～10分煮る。塩、こしょう各少々で味をととのえる。パセリのみじん切り少々をふる。

＊密閉できる保存容器に入れ、冷蔵庫で2～3日保存OK。

＊材料は作りやすい分量です。

栄養やうるおいが足りない！

# 血虚 クラクラさん

立ちくらみしやすい
血が足りず、脳にも酸素が行き届かないので、立ちくらみをまねきます。
経血量が少ない
全身の血が少ないので、生理の経血量も少ない傾向が。
肌ツヤが悪い
血が不足していると、体のうるおいも不足し、ツヤのない肌に。



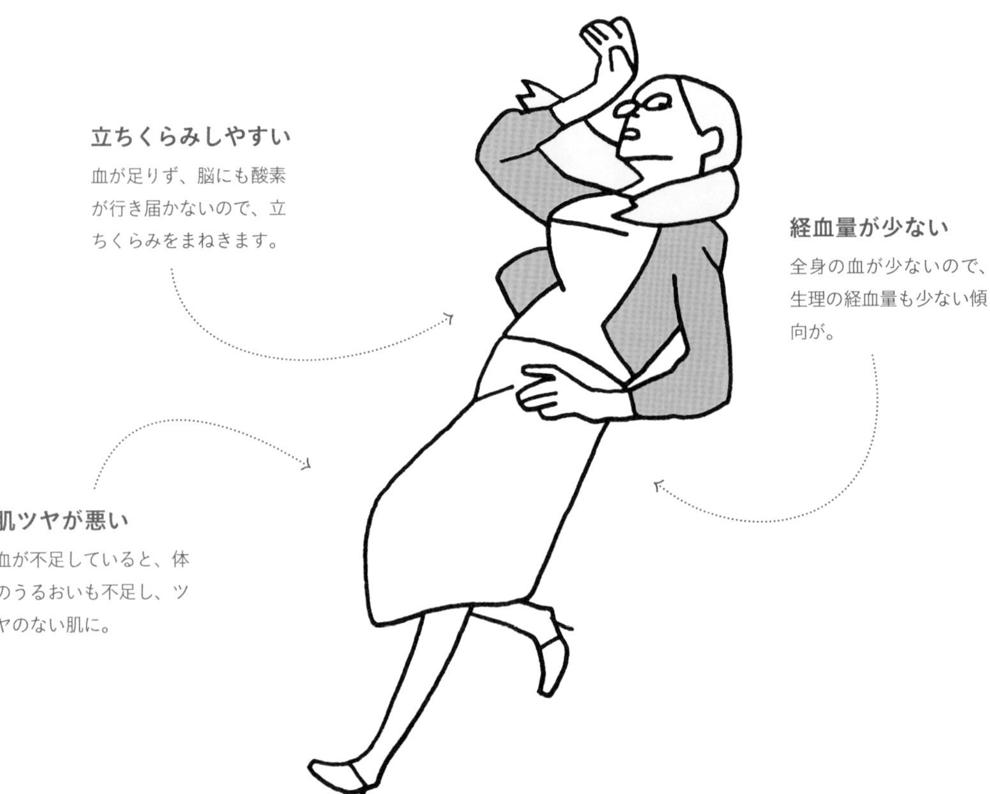

## 特徴 顔色が悪くて体力がない。貧血で、しょっちゅう立ちくらみも

クラクラさんは、元気に体を動かすのに不可欠な血が足りない状態。そのため、立ちくらみが多いなど、体力がなく、見た目的にも顔色が悪く、か弱い印象を与える人が多いようです。体のすみずみにまで栄養やうるおい、体温、酸素が行き届かず、老廃物の排出も滞りがちなので、貧血がひどかったり、髪のパサつきや爪のもろさが気になるように。冷えにも悩まされがちです。また、血は眠りや精神状態にも影響するので、不足すると、不眠や物忘れ、ぼんやりしやすいなどの症状も。まずは消化機能を整え、栄養成分をきちんととることができるようにし、血を増やす食事を心がけましょう。

**セルフケアのポイント**

### バランスのいい食事＆睡眠を大切に

血をつくり出す原料が不足している状態なので、まずは、消化・吸収によって栄養成分をつくり出す胃腸を丈夫にしましょう。胃腸に負担をかけないバランスのよい食事が大切です。また、夜更かしはせず、12時にはベッドに入りましょう。血がつくられるのは、夜のぐっすりと寝ているあいだだからです。夜中まで起きていると、さらに血を消耗してしまいます！

**［ダイエットしたいなら］**

りんごだけ、キャベツだけといった単品ダイエットはNG！　胃腸を丈夫に＆新陳代謝を活発にして、やせやすい体をつくることが大切です。

## ［ 食生活で気をつけたいこと ］

### 「彩りのいい食事」で、栄養バランスをとるのが鉄則！

肉や魚が苦手だったり、甘いものばかりを食べていたりと、栄養がかたよっていることが多いので、食生活全体を見直して。クラクラさんは、野菜はたくさん食べるけれど、気・血のもととなるたんぱく質の摂取量が少ないことも多いようです。食卓に赤、黄、白、黒、緑の５色があるかどうかチェックを。食卓が白や茶色ばかりだったり色が足りないときは、栄養バランスが悪い状態。また、血を補う作用がある赤い食品や黒い食品を積極的にとって。まぐろや牛肉、黒ごま、黒きくらげなどがおすすめ。

**［とりたい食材］**

まぐろやかつおなど赤身の魚
牛肉の赤身　あさり　かき　ほうれん草
黒きくらげや黒ごまなど黒い食品
にんじん　くこの実　松の実

**［本書のおすすめレシピ］**

P20　黒きくらげと卵の黄金スープ
P25　とろとろ黒ごま茶
P31　まぐろのスパイシー丼
P33　かきとほうれん草ののっけサラダ
P43　黒きくらげとにんじんのナムル

［スペシャル常備菜］
ほうれん草とにんじんのごまあえ
1/3量で 71kcal / 塩分0.6g

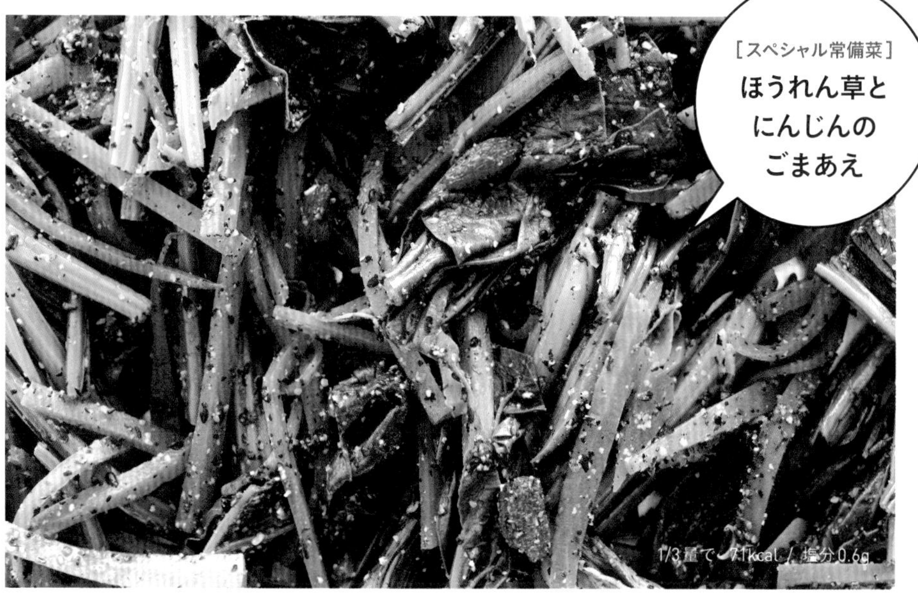

クラクラさんに足りない血を補ってくれる「濃い色・黒・赤」の食材がすべて入ったパーフェクトなあえもの。お弁当にも♪

**材料と作り方** くこの実小さじ１は水でもどす。ほうれん草１わは根を切り、根元に十文字の切り込みを入れる。にんじん1/3本は長さ5cmの細切りにする。たっぷりの熱湯に塩少々を入れ、ほうれん草を入れて30秒ゆでる。冷水にとってさまし、水けを絞って長さ5cmに切り、再び水けを絞る。続けてにんじんを入れて１分ほどゆで、ざるに上げる。ボールに黒すりごま大さじ２、砂糖、しょうゆ各小さじ２を混ぜる。にんじん、ほうれん草、水けをきったくこの実を加え、あえる。

＊密閉できる保存容器に入れ、冷蔵庫で３〜４日保存ＯＫ。



＊材料は作りやすい分量です。

### 水分不足で体がオーバーヒート！

# 陰虚 パサパサさん

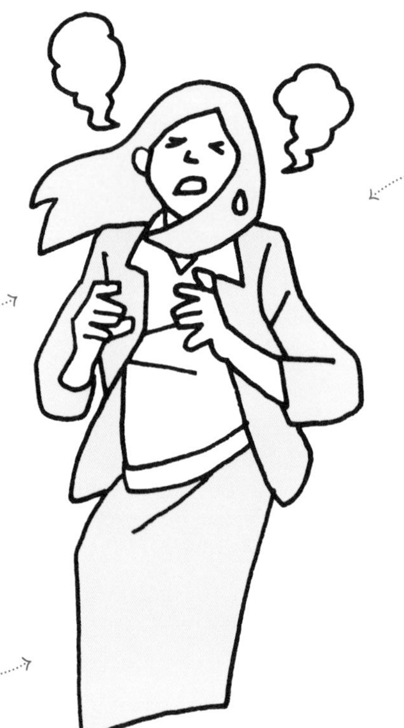

**ほてりやすい**
余分な熱をさます水分が不足しているので、体がほてってしまいます。

**肌や髪が乾燥**
全身のうるおいが不足しているので、肌はカサカサ、髪はパサパサに。

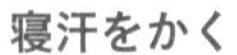

**寝汗をかく**
体がほてるので、寝汗をかいたり、寝つきが悪い傾向が。

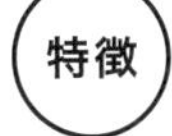

## 特徴 すぐにほてる、のどが渇く。乾燥によるせきや便秘に悩まされる人も

汗をよくかくのに髪や肌は乾燥でパサパサ。体がほてったり、のどが渇きがちで、イライラすることもよくあります。これらの原因は体をうるおす水分が不足してしまっているから。水が不足すると、暑かったり、体を動かしたりして体温が上昇したときに、熱をさますことができず、体のバランスがくずれてしまうのです。体内がオーバーヒート状態なので体力を消耗しやすく、熱を下げるために寝汗をかいたり、疲れから微熱が出ることもよくあります。

とくに苦手なのが夏。汗をたくさんかいてさらに水分を失い、調子が悪くなります。空気が乾燥しはじめる秋もつらい時期です。

**セルフケアのポイント**

### 食事で水を補い、肌や髪の保湿ケアを

水をたくさん飲むだけでは水不足は解消されません。水を補う働きのある白菜や豚肉などの食品をとることが大切。また肌や髪が乾燥しやすいので保湿ケアはしっかりと。とくに外気が乾燥する秋冬はきちんと保湿しましょう。部屋の湿度を保つため、加湿器を使うのもいい方法。避けたいのは、汗をたっぷりかくホットヨガやサウナ。体を動かすなら、水泳が向いています。

**[ダイエットしたい人は]**
太っている人は少ないのですが、筋力不足でくびれのない寸胴体形の人も。水泳やウエストをねじるエクササイズで筋力をつけ、メリハリボディに。

## ［食生活で気をつけたいこと］

### うるおいを補うものを食べ、香辛料やお酒はほどほどに

水をたくさん飲んでも体にうるおいを与えることはできないので、体液をチャージする作用がある食べ物をとるのが効果的。おすすめの食材は豚肉や長いも、白菜、豆乳など。唐辛子やこしょう、山椒、しょうがなどの刺激物や香辛料は、体のうるおいを消耗しやすいので、とりすぎに注意。利尿作用があるビールやコーヒーもほどほどに。パサパサさんは熱っぽいので、冷たいものを好みがちですが、もともと熱が過剰にあるわけではないので控えましょう。うるおいを補う素材の栄養成分を汁ごといただける、鍋やスープなどの温かい料理のほうが向いています。

**［とりたい食材］**
豚肉　長いも　白菜　トマト
ヨーグルト　豆腐　豆乳
白きくらげ　フルーツ　梅

**［本書のおすすめレシピ］**
P34　帆立ての豆乳リゾット
P35　長いもの甘辛肉巻き
P43　えのきあんかけオムレツ
P51　白菜とベーコンのとろとろ煮
P61　湯豆腐のかにあんかけ
P66　ツルツル美肌豆乳鍋

［スペシャル常備菜］
皮つき長いものソテー
1/3量で　103kcal / 塩分1.0g

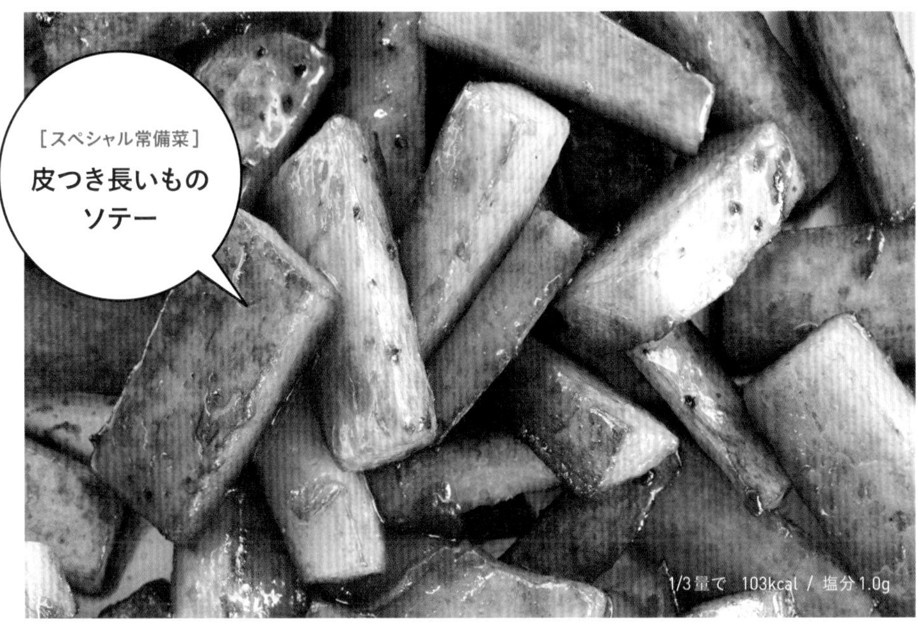

パサパサさんに足りない水分をたっぷりと補ってくれる長いも。
ホクホク、シャッキリした歯ごたえが、くせになる！

**材料と作り方** 長いも300gはよく洗う。皮つきのまま、横に5等分に切り、縦に幅1cmの棒状に切る。フライパンにサラダ油小さじ2を中火で熱し、長いもを入れて、こんがりとするまで焼く。酒大さじ2、オイスターソース大さじ1、しょうゆ小さじ1を加え、さっとからめる。

＊密閉できる保存容器に入れ、冷蔵庫で3〜4日保存OK。



＊材料は作りやすい分量です。

ストレスで気がめぐらない……

# 気滞 イライラさん

ストレスが多い
がんばり屋で、いやなことがあってもため込んで、ストレスを抱えがち。
おなかが張りやすい
気がめぐらないため、おなかが張ったりげっぷやおならが増えたりします。
生理前に胸が張る
生理前は気のめぐりがさらに悪くなり、胸が張って痛む人も。



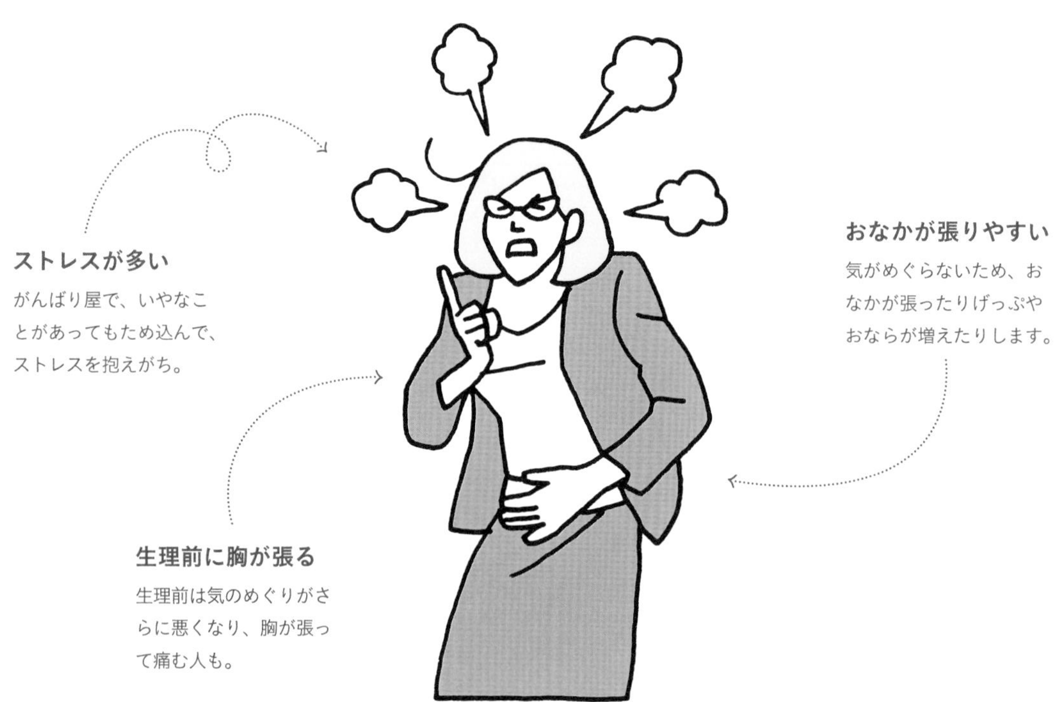

## 特徴 いつも気が張ってて、緊張ぎみ。頭痛やおなかの張りにも悩みがち

バリバリと仕事や家事をこなし、ついついがんばりすぎてしまう傾向があります。「こうしなければ！」という思いが強く、その気持ちがから回りしてしまうと、考えすぎてストレスをため込んでしまいます。一見、健康そうなのですが、じつはイライラすることが多く、ストレスから過食に走ってしまうことも。

ストレスによって気のめぐりが悪化し、滞ってしまうのが、気滞のおもな原因です。しかも、気が頭部にたまると頭痛が、おなかにたまると膨満感が生じるなど、気がたまった部分に痛みや張りを感じやすくなります。気と血は互いに影響しあうので、瘀血をともなうことも。

**セルフケアのポイント**

### ペースダウンして体の声に耳を傾けて

イライラさんはマイペースで気持ちよく生活できる環境を整えることが大切。まずはがんばっている自分を褒めてあげて。自分を認めることで気持ちが楽になり、肩の力が抜けやすくなります。スポーツで体を思いっきり動かすのもおすすめです。また、自分の好きな香りは気の流れをよくします。アロマやハーブをルームフレグランスに使ってみましょう。

**[ダイエットしたいなら]**

ジョギングやテニスなど思いきり体を動かす運動でエネルギーを消費して。ストレッチで緊張をほぐすのも◎。ただし、がんばりすぎないように。

## [ 食生活で気をつけたいこと ]

### 香りのいい食べ物を食べる。暴飲暴食は御法度！

気の流れをよくするのは、香りのよい食べ物。青じそやセロリ、せりなど、香りのある野菜を積極的にとりましょう。イライラを解消しようと食欲に走る人が多いので、食べすぎやお酒の飲みすぎには要注意。野菜たっぷりの定食スタイルを選ぶのがおすすめで、野菜を先に食べるようにすると食事のペースがダウンし、食べすぎが防げます。油っこいものや甘いものはほどほどに。なお香辛料は少量であれば気の流れをスムーズにし、気のめぐりをよくします。でも多量に使うのは×。体に余分な熱がこもり、イライラを助長してしまうこともあるからです。

［とりたい食材］

青じそ セロリ せり パセリ
バジル 玉ねぎ 大根 春菊
みかんやグレープフルーツなどの
柑橘類 カレー粉

［本書のおすすめレシピ］

P45 りんごとバナナのスムージー
P60 スパイシーカレーにゅうめん
P63 ミント緑茶
P74 春菊とりんごのサラダ
P76 なすとトマトのバジル炒め

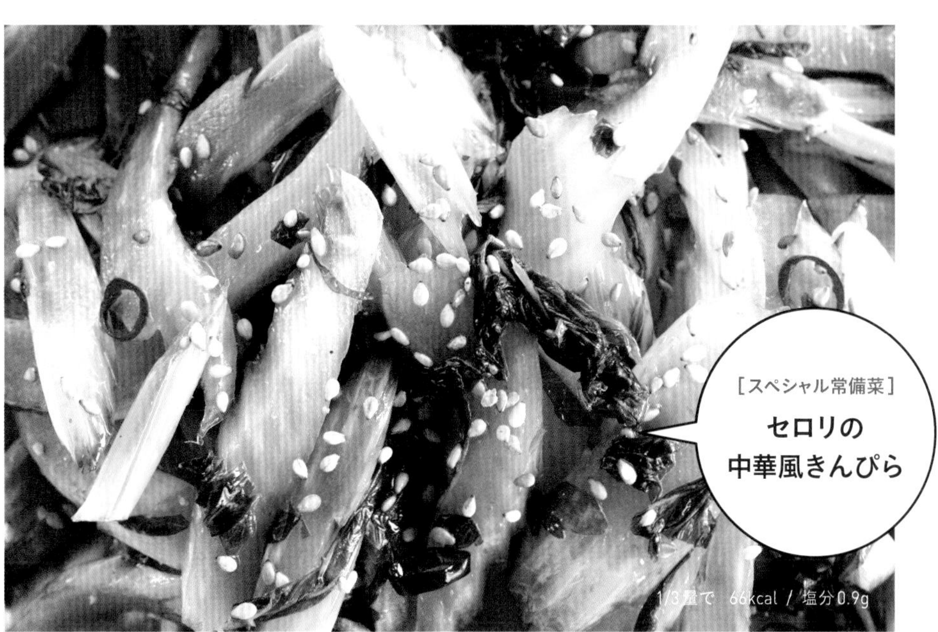

［スペシャル常備菜］

**セロリの中華風きんぴら**

1/3量で 66kcal / 塩分0.9g

セロリの香りには、気のめぐりをよくし、イライラさんの抱える
ストレスをやわらげる効果が。葉も栄養が豊富なので、残さず使って。

**材料と作り方** セロリ2本は茎の部分は斜め薄切りに、葉はせん切りにする。フライパンにごま油大さじ1を中火で熱し、セロリと、赤唐辛子の小口切り1/2本分を入れて1分ほど炒める。しょうゆ大さじ1、みりん大さじ1/2、酒小さじ1を加え、さっとからめる。白いりごま小さじ1をふる。

＊密閉できる保存容器に入れ、冷蔵庫で3〜4日保存OK。



＊材料は作りやすい分量です。

瘀血

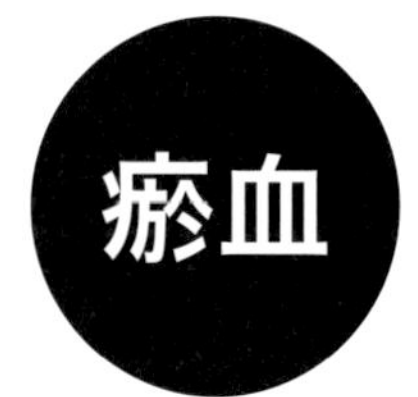

## 血めぐりが悪く、生理トラブルも！
# ドロドロさん

肩こりがつらい
血めぐりが悪いと、肩こりや腰痛など、全身にこりや痛みを感じます。
顔色が悪い
血液がドロドロだと顔色も悪くなりがち。シミやクマが気になることも。
生理痛が強い
経血の排出がスムーズにいかず、強い痛みを感じやすくなります。

特徴

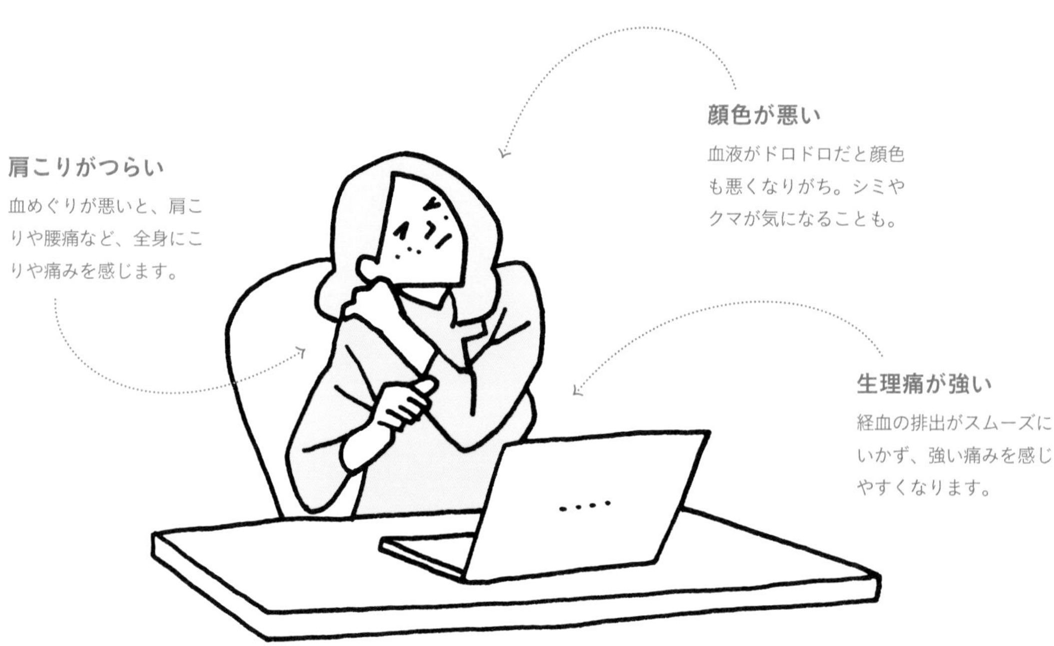

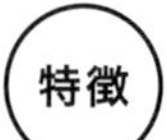

### 冷え症で、生理がつらい。働く若い女性に多いのがこのタイプ

甘いものや油っこいものが大好きで、チョコレートや菓子パンが食事代わり。目の下にクマができやすく、肩こりや腰痛がある、さらに太りやすいのが悩みのタネ。体温を運ぶ血が手足に行き届かないため、冷え症の人が多く、生理痛も強いのが、血のめぐりが悪いドロドロさんの特徴。食事のかたよりが血を汚し、流れを悪くしているため、老廃物も排出されにくくなります。また、長時間同じ姿勢でいるのも血行不良の原因に。血のめぐりは生殖機能へも影響するため、生理痛や子宮内膜症、生理不順などの婦人科のトラブルも起こりやすくなります。日々忙しく働く20代～30代女性に多いタイプです。

**セルフケアのポイント**

### 体を温める＆動かす習慣をつけよう

血のめぐりをよくする食材をとること、体を温めることを心がけて、老廃物を早く排出しましょう。洋服は、とくに冷えやすい首まわりと下半身を温めるように重ね着を。ヨガやウォーキングなど全身を動かす運動も、血のめぐりをよくします。デスクワークなど同じ姿勢を続けると、ますます血流が悪くなって肩こりが悪化するので、1時間に一回は休憩し、大きく背伸びをしましょう。

**[ダイエットしたいなら]**

筋肉をしっかり動かして血流を改善。仕事や家事の合間に、こまめに歩く、背伸びをする、腰を回すなど、体を動かす機会をできるだけ増やして。

## [ 食生活で気をつけたいこと ]

### 甘いもの、油っこいもの、冷たいものは避け、温かい食事を

甘いものや油っこいものをとりすぎる傾向があるので、おやつや菓子パン、脂身の多い肉類は控えましょう。パスタやどんぶりものなど一品メニューですませず、品数を多くして栄養バランスを整えることが大切です。体を冷やして血のめぐりを悪くする、アイスやジュースなども避けたい食品です。積極的にとりたい食品は、香りがよい玉ねぎやにら、にんにくなど。気の流れをよくして、滞った血流も改善してくれます。また、冷たいサラダよりは温野菜、ざるそばよりは温かいそばと、温かい料理を選ぶようにしましょう。

[とりたい食材]

玉ねぎ にら にんにく さば
鮭 なす 菜の花 赤唐辛子

[本書のおすすめレシピ]

P21 えびにらキムチ炒飯
P24 鮭のほっこりかす汁
P68 鮭のしょうが照り焼き
P72 さばのトマト煮
P76 なすとトマトのバジル炒め



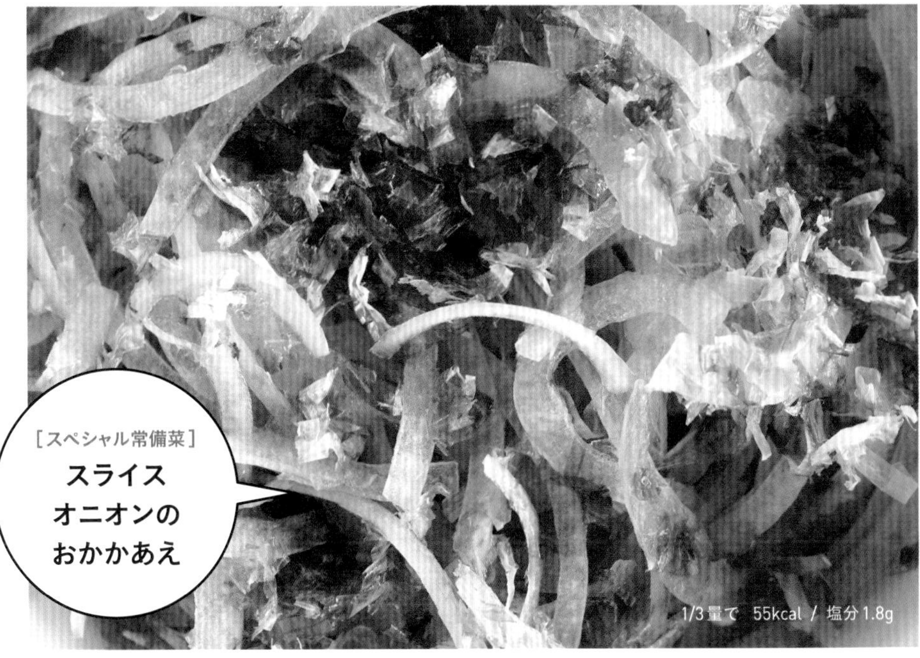


玉ねぎは、ドロドロさんの詰まった血液をサラサラに改善し、血めぐりをよくしてくれます。簡単なのに、効果バツグン★

材料と作り方 玉ねぎ1個は縦半分に切って、横に薄切りにする。水に10分ほどさらし、ざるに上げて水けをしっかりときる。しょうゆ大さじ2、酢、みりん各大さじ1と削り節1パック(5g)を加え、さっとあえる。

＊密閉できる保存容器に入れ、冷蔵庫で2〜3日保存OK。

＊材料は作りやすい分量です。

余分な水分でむくみがち……

# 水毒 ポチャポチャさん

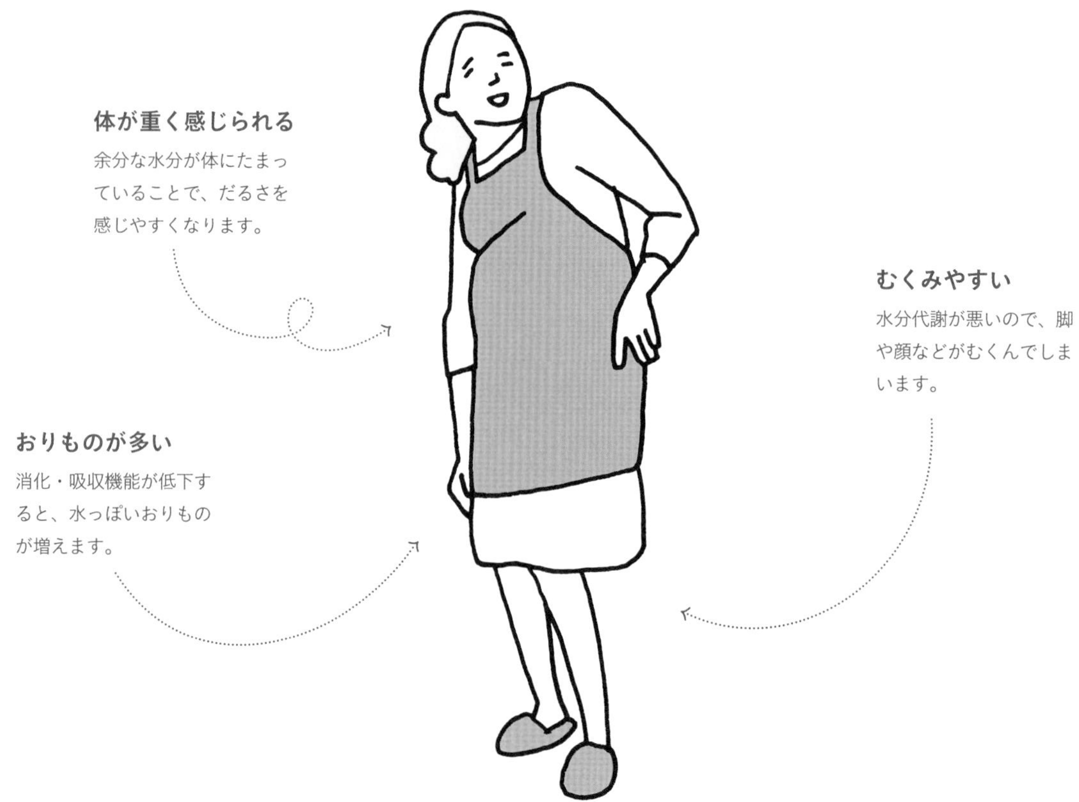




## 特徴 胃腸が弱く、「むくみ太り」しやすいのが悩み

漢方では、胃腸には、必要な水分を吸収して全身に運ぶ働きがあると考えます。ポチャポチャさんは、こうした胃腸の機能が低下して水分代謝が悪いため、体内に余分な水分がたまった状態に。そのため、むくみや下痢、婦人科のトラブルなど、体のあちこちでトラブルが起きやすくなります。余分な水分が体を冷やすため、冷え症の人が多いのも特徴。また、余分な水が手足にたまるとむくみになり、頭にたまると頭痛やめまい、胃にたまると吐き気、皮膚にたまると肌トラブルなどの症状を引き起こします。

むくみやすいので体重が急に増えることも。代謝が悪いため、やせたくてもなかなかやせられない傾向があります。

**セルフケアのポイント**

### お風呂や運動で体を温め、水分を出す

体から余分な水を早く出すことが大切。そのためにまずは体を温めて。体が温まると血行やリンパの流れがよくなり代謝が高まるので、余分な水分を追い出しやすくなるのです。汗をじんわりかく半身浴や足湯も効果的。軽いストレッチやウォーキングでも、続けることで、しだいに汗をかけるようになっていきます。水がたまりやすい胃腸を保護しておなかまわりを温める腹巻きも◎。

［ダイエットしたいなら］

水につかる水泳は不向き。よく歩く、家事で体を動かすなどして代謝を上げましょう。胃腸が元気になることでむくみが取れて、やせていきます。

## ［食生活で気をつけたいこと］

### 余分な水の排出を助ける食べ物を。水分と塩分は控えめに！

積極的にとりたいのは、胃腸の働きを高め、体を温める食材。とくにしょうがは胃に作用し、皮つきのまま使うと温め効果がよりアップ。また、白身魚やはと麦、豆類、いも類、とうもろこしも消化機能を整え、水の排出を助けます。お酒を飲むなら、ワインや日本酒などの醸造酒は体を温めるので、たしなむぶんにはいいのですが、とりすぎると余分な水を体にためてしまいます。また、冷たいビールは体を冷やすので、 避けましょう。なお、水分と塩分のとりすぎにも注意。塩辛いものをとりすぎると水のガブ飲みにもつながってしまいます。

**［とりたい食材］**

すずき、鯛などの白身の魚 はと麦
しょうが 豆類 いも類 とうもろこし
わかめなどの海草類 貝類 しそ 香菜（シャンツァイ）

**［本書のおすすめレシピ］**

P49 白身魚のアクアパッツァ
P52 さつまいもと昆布の しょうが煮
P53 はと麦ととうもろこしの スープ
P69 はと麦のDELI風サラダ

1/3量で 24kcal / 塩分1.4g
［スペシャル常備菜］
わかめとしょうがのあえもの

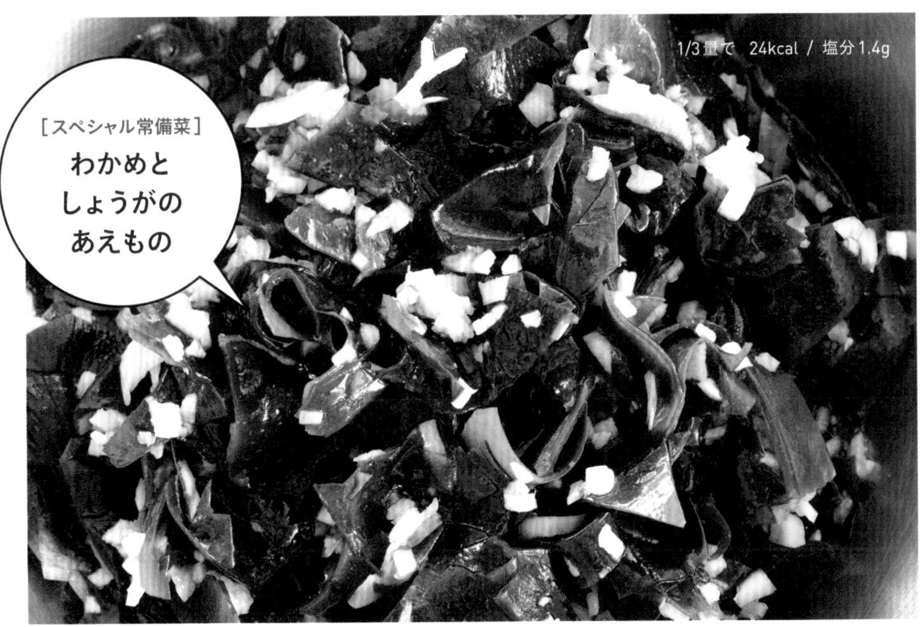

ポチャポチャさんの体にたまった水分を、スッキリ出してくれるわかめ。
体を冷やすわかめも、温め食材のしょうがと合わせると、その作用が中和されます。

**材料と作り方** カットわかめ（乾燥）10gはたっぷりの水でもどし、水けを絞る。しょうゆ大さじ1と1/2、酢大さじ1、ごま油小さじ1/2、白いりごま少々をボールに混ぜる。わかめ、ねぎのみじん切り1/3本分（約30g）、しょうがのみじん切り1かけ分を加えて、さっと混ぜる。

＊密閉できる保存容器に入れ、冷蔵庫で3～4日保存OK。

93

＊材料は作りやすい分量です。

## 寒 体を温める力が足りない……
# ブルブルさん

寒がり
体を温めるエネルギーが足りないので、寒さに弱くなります。
顔色が白っぽい
血の気がなくて顔色が白っぽく、見た目にも寒そうな印象が。
トイレが近い
すぐにトイレに行きたくなり、尿の量が多い、尿の色が薄いなどの特徴も。




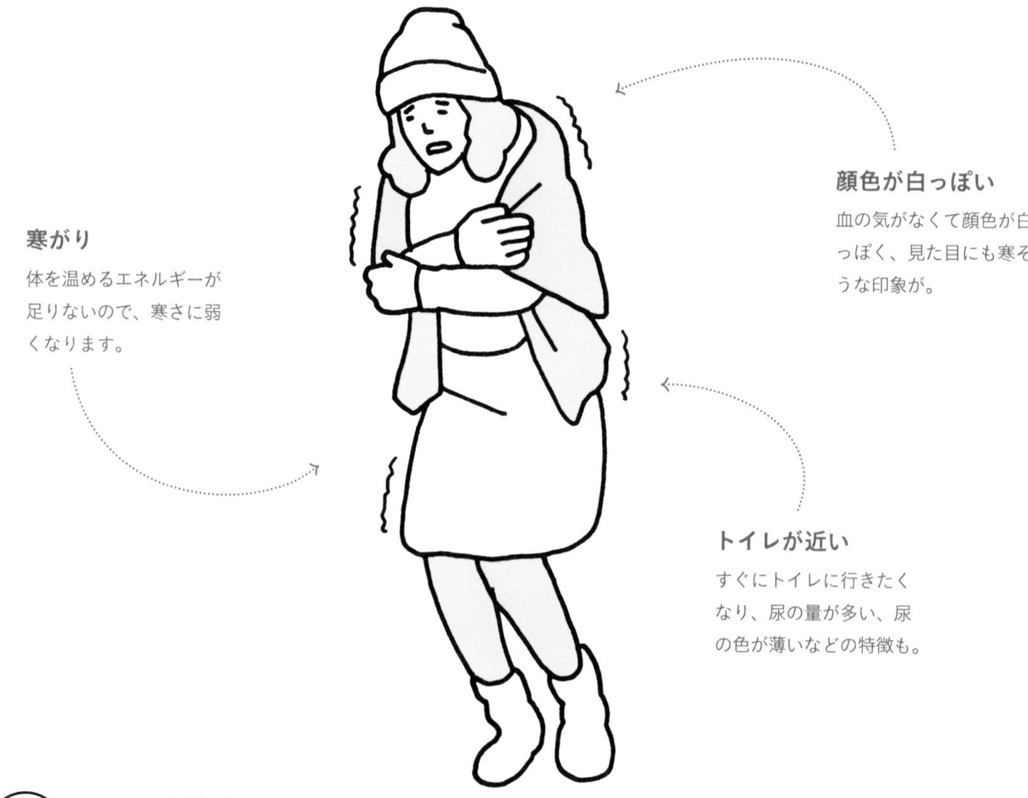

### 特徴 とにかく体が冷えている。代謝が悪く、ぜい肉がつきやすい

女性で冷えている人は多いのですが、ブルブルさんは、とくに体の冷えがひどく、夏でも長そでの服や靴下が手放せません。もともと筋肉量が少なくて熱をつくり出す力が弱く、熱をめぐらせることもできないのがおもな原因です。そのせいで、新陳代謝も低下しています。冷え以外の代表的な症状が、トイレが近い、下痢をしやすいなど。また、気や血のめぐりも悪くなっているので、肩こりや頭痛、生理痛など痛みも感じやすくなっています。冷えている部分に肉がつきやすく、おしりや足が冷えていると、下半身太りになってしまいます。

**セルフケアのポイント**

### 疲れをためない、運動で筋肉をつける

ブルブルさんは熱をつくり出す力が弱いため、エネルギーが不足し、疲れがたまりやすくなっています。重ね着をしたり、おなかまわりをしっかり温めるだけでなく、疲れをためないこともポイント。お風呂は湯ぶねにしっかりつかり、夜更かししないようにしましょう。筋肉をつけると熱をつくりやすくなるので運動も取り入れて。体が温まるホットヨガや、軽い筋トレなどがおすすめです。

**[ダイエットしたいなら]**

激しい筋トレは疲れをまねいて続かないので、フラダンスや太極拳など、ゆったりした運動を。汗はきちんと拭いて、体を冷やさないようにして。

## ［食生活で気をつけたいこと］

### 香味野菜やたんぱく質をしっかりとって。朝食抜きはNG

体を温める「陽」の気を持つ食べ物をとりましょう。代表的なのがしょうがやねぎ、にら、かぼちゃ、山椒、こしょうなど。筋肉の材料になるたんぱく質も大切なので、体を温める作用がある鶏肉やまぐろ、えびなどもおすすめです。これらの食材は温かくして食べるのも大事。避けたいのは刺し身などの生もの、きゅうりやすいかなどのウリ科の食べ物、南国のフルーツやヨーグルトなど。また、朝食を抜くと体温がなかなか上がりません。食欲がなくてもスープや具だくさんのみそ汁などをとるのがベター。ドリンクは、体を冷やすコーヒーより紅茶を。

［とりたい食材］
鶏肉 羊肉 まぐろ えび しょうが
ねぎ にら かぼちゃ 山椒 こしょう
黒砂糖 紅茶

［本書のおすすめレシピ］
P16 シンプルサムゲタン
P19 かぼちゃと黒豆のHOTサラダ
P22 レンチン蒸し鶏のねぎだれかけ
P44 えびとねぎのピリ辛炒め
P59 ねぎしょうがスープご飯
P73 ぷるぷる貴妃鶏

［スペシャル常備菜］
**ねぎのホットサラダ**

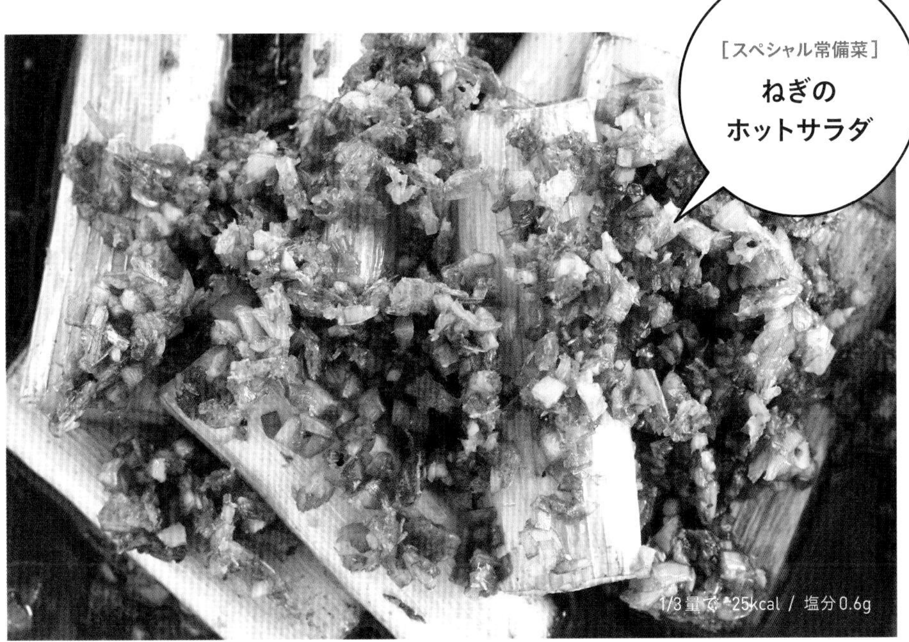
1/3量で 25kcal / 塩分0.6g

熱を生み出す力が不足中のブルブルさんには、温め食材のねぎ、桜えび、しょうがを合わせたホットサラダを。食べるときは温め直すのがgood!

**材料と作り方** ねぎ2本は、白い部分は長さ5cmに切る。フライパンに入れて中火にかけてふたをし、5分ほど蒸し焼きにする。いったんバットに取り出す。続けてフライパンにねぎの青い部分のみじん切り大さじ1～2、桜えびのみじん切り、しょうがのみじん切り各大さじ1、しょうゆ小さじ2、水大さじ1を煮立たせ、ねぎにかける。

＊密閉できる保存容器に入れ、冷蔵庫で3～4日保存OK。



＊材料は作りやすい分量です。

# 熱 熱をつくる機能が暴走中！カッカさん

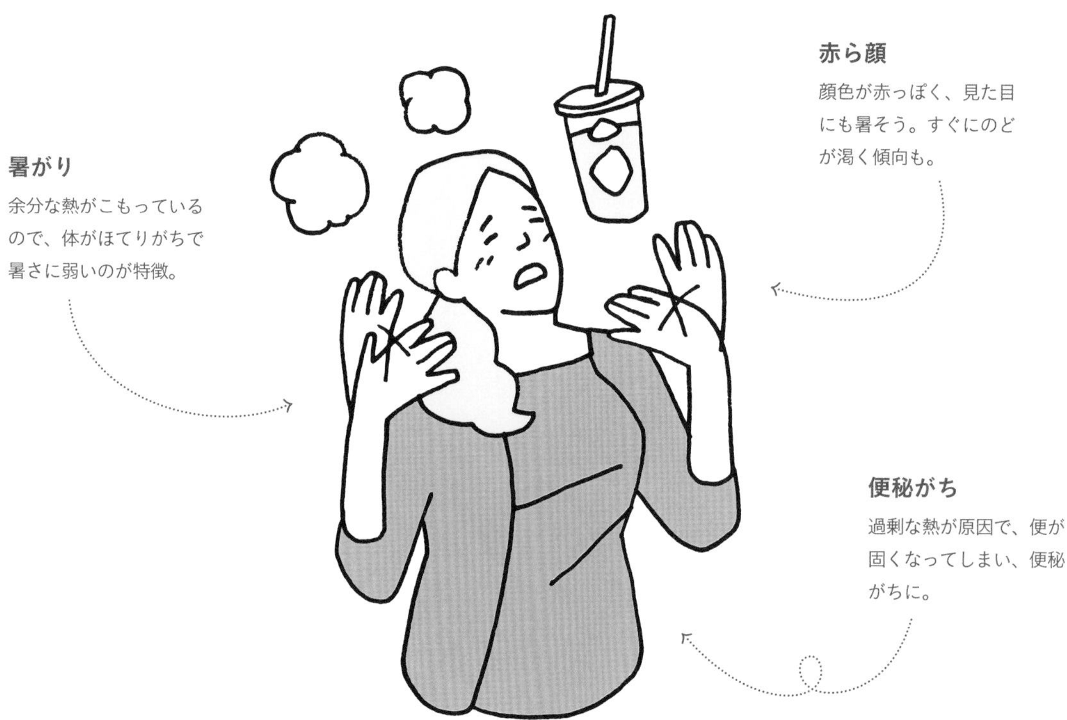


## 特徴 体力はあるけれど、がんばりすぎて突然ダウンすることが

熱をつくり出す力が強く、体力にも自信たっぷり。筋肉量があるのでがっちりした体形の人が目立ちます。ビールをガブ飲みしたり、エネルギッシュなので、健康そうに見えますが、じつはオーバーワークになりがち。暴飲暴食で体に負担をかけているなど、「隠れ不健康」のタイプも少なくありません。また血圧が高かったり、便秘がちだったり、風邪をひくとすぐに熱が出てしまうという特徴も。

無理がきくのでギリギリまでがんばれますが、スイッチが突然切れて、バッタリ倒れてしまうこともあります。何事も、過ぎたるは及ばざるがごとし。熱もありすぎると体に害を及ぼしてしまうのです！

**セルフケアのポイント**

### がんばりすぎず、ときにはペースダウン

余分な熱をさます食べ物をとりながら、がんばりすぎない生活に切り替えて。「まだいけるかな」と思う手前で休憩をとること。睡眠不足にもなりがちなので、意識して12時までにはふとんに入りましょう。一日の終わりには、ぬるめのお風呂でリラックスしたり、ストレッチで体をほぐすなど、クールダウンして心身ともに落ち着かせる習慣をつけましょう。

**[ダイエットしたいなら]**

たまりすぎたエネルギーを発散させるジョギングなどの有酸素運動を。体が硬い人が多いのですが、柔軟運動で体をほぐすと、やせやすくなります。

## ［食生活で気をつけたいこと］

### 熱をさまし、うるおいを補う食べ物で、食べすぎを防いで

胃腸が強いので、つい食べすぎてしまいますが、過食は余計な熱を生み出す原因になってしまいます。大好きな肉類などを食べる前に、大根や白菜、トマト、きゅうりなど、体の熱を取り、うるおいを補ってくれる野菜類を食べるようにしましょう。そうすることで、胃腸がクールダウンし、食べすぎも防ぐことができます。熱を生み出す原因となる香辛料や味が濃いもの、ジュース、お菓子などの甘いものは避けましょう。ご飯やうどんなどの炭水化物の食べすぎにも注意。朝食に、野菜を使ったスムージーを取り入れるのもおすすめです。

［とりたい食材］

大根 白菜 トマト きゅうり レタス
あさり 豆腐 緑茶 ウーロン茶

［本書のおすすめレシピ］

P34 帆立ての豆乳リゾット
P41 快腸★漬けものスパ
P45 りんごとバナナのスムージー
P55 大根のシンプルデトックスがゆ
P61 湯豆腐のかにあんかけ
P62 根菜のコンソメスープ



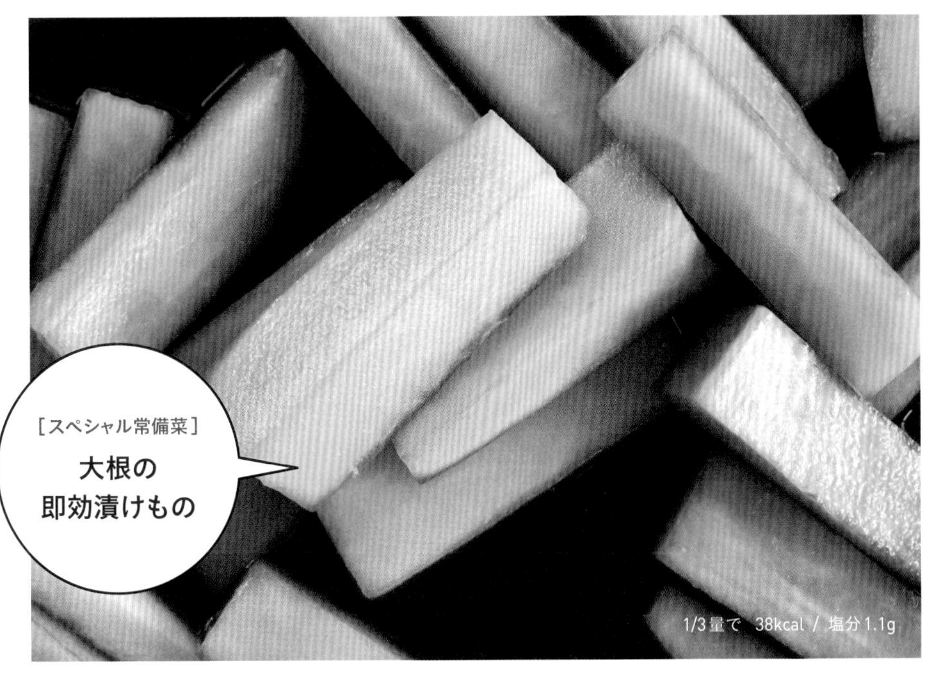


カッカさんの体にこもった、余計な熱をさまし、便秘改善にも役立つ大根。
皮つきのまま使うと、薬効はもちろん、歯ごたえがよくなるのもポイント！

材料と作り方 大根1/5本（約200g）は皮つきのまま長さ4cmに切り、1cm角の棒状に切る。ファスナーつきのポリ袋にしょうゆ、酢各1/4カップ、砂糖大さじ1、ごま油小さじ1を入れて、大根を加えてよくもむ。

＊密閉できる保存容器に入れ、冷蔵庫で3～4日保存OK。

＊材料は作りやすい分量です。

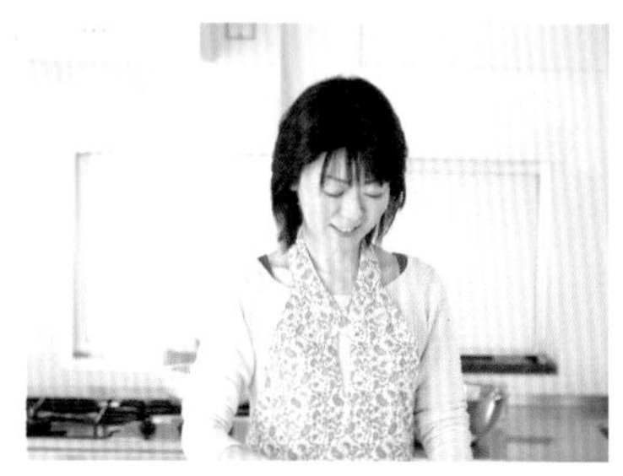


**料理・監修　杏仁美友** きょうにん みゆ

国際中医師、中医薬膳師。一般社団法人薬膳コンシェルジュ協会代表理事。食養生や漢方で、自らの体調不良を改善したことがきっかけで、薬膳の世界に足を踏み入れる。食材の薬効と体への働きかけに深く理解を持ちながら、おうちでも作りやすい、カンタンでおいしいレシピに定評がある。薬膳メニューの監修や講演会、料理教室、テレビなど、薬膳を広めるため、積極的に活動中。
http://kyonin-miyu.com



アートディレクション：
川村哲司（atmosphere ltd.）

表紙＆本文デザイン：高橋倫代

撮影：木村 拓（東京料理写真）

スタイリング：朴 玲愛

イラスト：岡田 丈

熱量・塩分計算：本城美智子

取材・文：角田奈穂子（P80～97）

撮影協力：UTUWA

編集担当：加藤洋子　小林まりえ

**スーパーにある材料で**

**薬膳でも試してみよか**

2023年10月16日　第1刷発行

発行人　鈴木善行

発行所　株式会社オレンジページ

〒108-8357
東京都港区三田1-4-28　三田国際ビル

電話
03-3456-6672（ご意見ダイヤル）
03-3456-6676（販売 書店専門ダイヤル）
0120-580799（販売 読者注文ダイヤル）

印刷　図書印刷株式会社　Printed in Japan

定価はカバーに表示してあります。





**https://www.orangepage.net**

● 本書は2015年刊行の『毎日忙しい、あなたのプチ不調に いたわりごはん。』（小社）の内容を一部改訂し、書籍化したものです。